缓和医疗概论

Introduction to Palliative Care

住院医师医学人文读本

何建萍
程春燕　主　编

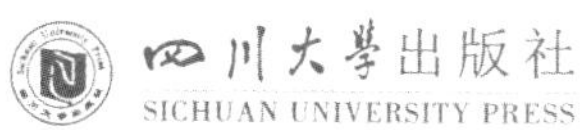

图书在版编目（CIP）数据

缓和医疗概论 / 何建萍，程春燕主编. -- 成都 :
四川大学出版社，2024. 9. --（医学人文系列丛书）.
ISBN 978-7-5690-7083-5

Ⅰ. R395.1

中国国家版本馆 CIP 数据核字第 2024PK7915 号

书　　名：缓和医疗概论
　　　　　Huanhe Yiliao Gailun
主　　编：何建萍　程春燕
丛 书 名：医学人文系列丛书

选题策划：周　艳　张　晶
责任编辑：倪德君
责任校对：李　梅
装帧设计：李　沐
责任印制：李金兰

出版发行：四川大学出版社有限责任公司
　　　　　地址：成都市一环路南一段 24 号（610065）
　　　　　电话：（028）85408311（发行部）、85400276（总编室）
　　　　　电子邮箱：scupress@vip.163.com
　　　　　网址：https://press.scu.edu.cn
印前制作：四川胜翔数码印务设计有限公司
印刷装订：四川煤田地质制图印务有限责任公司

成品尺寸：185mm×260mm
印　　张：10.5
字　　数：251 千字

版　　次：2024 年 11 月 第 1 版
印　　次：2024 年 11 月 第 1 次印刷
定　　价：58.00 元

扫码获取数字资源

四川大学出版社
微信公众号

编委会

序

在现代医学的飞速发展中，我们在许多领域取得了令人瞩目的成就。然而，对于那些目前尚无法治愈的疾病，尤其是那些重大疾病，如何在患者生命的每个阶段维护他们的尊严和生活质量，成为医学人文关怀中一个至关重要的议题。缓和医疗，作为一种全病程的医疗理念，承担着从确诊之初到生命终结的多维度照护责任，它已成为医疗人文关怀的核心组成部分。

《缓和医疗概论》深入探讨了缓和医疗的起源、发展、现状及其在临床实践中的应用。书中不仅详细论述了医患沟通、症状控制、生前预嘱与预设照护计划、临终关怀、生命的边界等核心议题，还探讨了如何在教育和培训、服务模式、运营管理等层面推广和落实缓和医疗服务。本书理论与实践并重，融汇了国内外缓和医疗的最新理念和实践经验，旨在帮助医疗从业者在临床工作中运用缓和医疗理念，做到对患者“全人、全程”的关怀，更深入地理解缓和医疗的核心价值——不仅要善始，更要善终；不仅要关注生命的长度，更要关注生命的质量与尊严。我坚信，通过我们的共同努力，未来的医学将变得更加温馨和富有意义。

愿本书成为医疗人文关怀实践中的一座灯塔，不仅能照亮患者及其家属在生命旅程中的每一步，也激励每位医疗从业者以爱与责任为使命，守护每个生命的尊严与价值。

目　　录

第一章　缓和医疗概述

【学习目标】

1. 了解缓和医疗的起源。
2. 掌握缓和医疗的内涵。
3. 熟悉缓和医疗在国内外的发展历程。
4. 了解缓和医疗发展的挑战和意义。

【关键词】

缓和医疗；发展历程；人口老龄化

第一节　缓和医疗的起源和内涵

一、缓和医疗的起源

缓和医疗起源于欧洲，最初天主教会设立了供长途朝圣者休养的地方，这些地方被称为休息站、中途站或驿站，多数位于修道院内。随着时间的推移，这些地方逐渐转变为照护受伤或病重垂死的过路人的场所。1967 年，英国修女西西里・桑德斯（1918—2005 年）在伦敦郊外建立了圣克里斯托弗安宁院（St. Christopher's Hospice），这是全世界第一家现代安宁疗护护理院，也可以说是全世界缓和医疗的起点。自那时起，现代临终关怀体系开始建立，人们开始关注并善待临终者。

桑德斯原本是一名护士和医疗社会工作者，在那个女性医生稀缺的时代，她于 1957 年获得医生资格，成为首位致力于改善临终者生活质量的医生。她在 1967 年创建了全世界首个致力于提升缓和医疗服务质量的安宁院，并明确了自己的使命：为生命垂危者减轻所有痛苦。在 2002 年接受伦敦《每日电讯报》采访时，桑德斯表示："我并不想改变这个世界，我只想改变人们忍受的痛苦。"她提出的"我们必须关心生命的质量，一如我们关心生命的长度"，成为现代缓和医疗理论的基石，强调现代缓和医疗服务不仅要善始善终，还要关注患者的心理和精神状况。

对疼痛的认识和管理是桑德斯观点的一部分。她反对断断续续给予患者镇痛药，提倡通过定时定量的药物管理，使患者保持清醒并享受生活。除了疼痛管理，桑德斯还提出了"整体疼痛"概念，这一概念涵盖生理、心理、社会和精神因素，将患者及其家人、朋友纳入照护体系。这一概念促进了现代安宁疗护理念的发展和缓和医疗专业的形成。桑德斯通过无数演讲、文章和书籍，以及她创立的西西里·桑德斯基金会，推动了缓和医疗研究的发展。《纽约时报》评价桑德斯“改变了整个缓和医疗体系”。桑德斯毕生致力于帮助临终者及其家人尊严地面对死亡，她对临终者的积极态度和对死亡的深刻理解，为缓和医疗领域做出了巨大贡献。

二、缓和医疗的内涵

西西里·桑德斯在美国耶鲁大学的某次演讲中提出了临终关怀（Hospice Care）的观点，加拿大蒙特利尔的肿瘤外科医生巴尔弗尔·蒙特（Balfour Mount）在临床教学过程中考虑到 Hospice 的负面含义，将其改为 Palliative Care 一词，汉语翻译版本有姑息治疗、舒缓治疗、临终关怀、安宁疗护、安宁照护、宁养服务、善终服务、缓和医疗等。1986 年，世界卫生组织（World Health Organization，WHO）首次明确这一概念的用词，使 Palliative Care 成为一个比 Hospice Care、End of Life Care 外延更广、指向学科更现代、发展更迅猛的专业医学术语，中文翻译确定为缓和医疗。每年 10 月份的第 2 个星期六是世界安宁缓和医疗日（World Hospice and Palliative Care Day）是由 WHO 发起，世界安宁缓和医疗联盟于 2004 年在全球推行，是旨在庆祝和支持安宁疗护与缓和医疗事业发展的联合行动日。

拓展知识

Palliative 这个词来源于拉丁词 Pallium，意思是斗篷、披风，有遮蔽、包裹之意。当疾病已经无法治愈时，Palliative Care 通过缓解症状，以关怀和理解包裹患者及其重要的人，帮助患者在死亡临近时成为生命的主人。

（一）缓和医疗的定义

英国国家医疗服务体系（National Health Services，NHS）对缓和医疗的定义：是为了改善那些患有不治之症的患者的生活质量的照护手段，是一种整体照护方案，关注患者及其家属各方面的需求，包括医疗、情绪及精神方面的需求。在患者去世后，缓和医疗还可以为患者家属提供应对丧亲之痛的照护。

美国国家癌症研究院（National Cancer Institute，NCI）对缓和医疗的定义：缓和医疗是一种改善患者及其家属生活质量的照护手段，其目的是尽可能早地阻止或治疗那些由疾病本身或治疗过程所导致的病症及不良反应，以及相关的社会-心理和精神问题。缓和医疗的目的不是治愈，因此也被称为舒适照护、支持性照护或者病症管理。

2020 年 WHO 对缓和医疗的定义：缓和医疗是提高那些面临危及生命的疾病相关问题的（成年人和儿童）患者及其家属的生活质量的一种办法。它通过早期识别、正确评估和处理疼痛及其他生理、心理、社会或精神问题，预防并减轻痛苦。缓和医疗认识到减轻痛苦需要处理超出生理症状的问题，它采用团队方法支持患者及其照护者，解决其实际需求，并提供悲伤辅导。缓和医疗涉及一系列专业人员提供的服务，包括医生、护士、心理咨询师、药剂师、理疗师和志愿者等。它提供的支持系统，帮助患者尽可能过上积极生活，直至病故。缓和医疗是人类健康权的一部分，社会应通过以人为本的综合卫生服务提供缓和医疗，并应特别重视个人的具体需求和偏好。

缓和医疗的概念模式见图1－1。

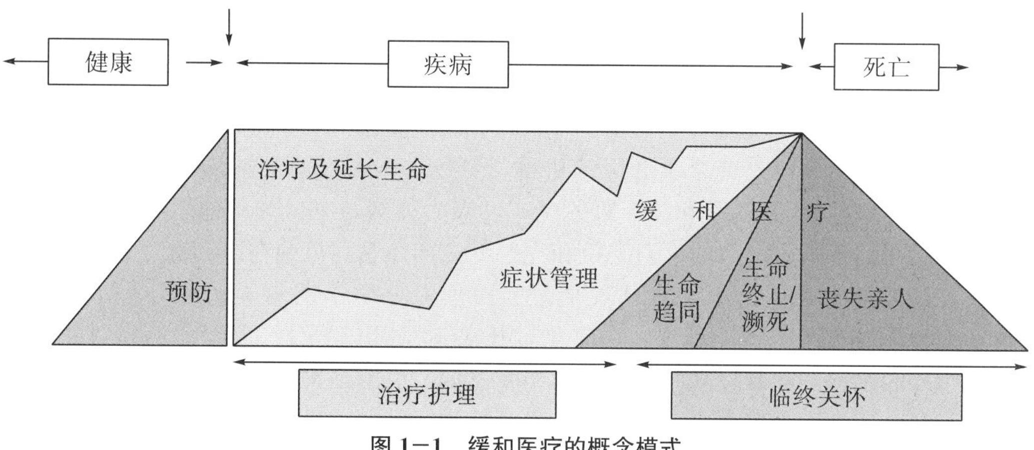

图1－1　缓和医疗的概念模式

（二）缓和医疗的原则

1. 缓解疼痛和其他令人痛苦的症状。
2. 维护生命并将死亡视为一个正常过程。
3. 既不加速也不延迟死亡。
4. 整合患者的心理和精神护理。
5. 提供支持系统，协助患者尽可能过上积极的生活，直至死亡。
6. 提供支持系统，协助患者家属应对患者患病期及丧亲的痛苦。
7. 团队协助，处理患者及其家属的需求，包括在必要情况下提供悲伤辅导。
8. 主要目的是提升患者生活质量，同时对患者病程产生积极影响。
9. 可以在病程早期与其他旨在延长生命的治疗手段一起应用；开展必要的评估，从而更好地了解和管理令人痛苦的临床并发症。

（三）缓和医疗的核心共识

1. 缓和医疗是以改善患者及其家属的生活质量为核心目的的照护手段。
2. 缓和医疗关注患者及其家属各方面的需求，体现了全人、全程、全生命周期的照护，包括躯体症状、心理、社会及灵性方面的需求，因此需要跨学科的专业团队提供整体照护。
3. 缓和医疗在疾病发展的任何阶段都可以开展。
4. 缓和医疗不以治愈为目的，但可以与其他传统治疗方案如放化疗配合使用。

第二节　缓和医疗发展历程

一、国外缓和医疗发展历程

英国被誉为现代缓和医疗的发源地。自 1967 年西西里・桑德斯在伦敦创立了圣克里斯托弗安宁院以来，缓和医疗便在全球范围内迅速发展。1971 年，谢菲尔德的圣卢克护理之家成为伦敦以外首个缓和医疗机构，其创办人及医学总监埃利克・维尔克斯（Eric Wilkes）建立了早期缓和医疗服务模式，成为英国乃至全球其他缓和医疗机构的参考标准。得益于国家政策的大力支持和完善的法律体系，英国在缓和医疗领域处于领先地位。1987 年，英国出版了全球首个缓和医疗专业学术期刊 *Palliative Medicine*。经济学人智库发布《2015 全球死亡质量指数排名》，英国在全球 80 个参与统计的国家与地区中排名第一。随着缓和医疗服务的不断发展，英国已建立了一个以全科医生、社区护士和社会工作者为核心，辅以多学科专家，为特殊需求患者提供额外支持的社区居家缓和医疗服务体系。在英国，缓和医疗服务已深入社区，许多地区的患者能够在自己家中享受到高质量的缓和医疗服务。

加拿大被认为是现代缓和医疗的典范国家。缓和医疗的先驱者巴尔弗尔・蒙特医生将英国的临终关怀理念与北美的死亡哲学相结合，创造了缓和医疗（Palliative Care）这一术语，并在 1976 年于蒙特利尔的皇家维多利亚医院建立了全球首个住院缓和医疗团队。巴尔弗尔・蒙特主张缓和医疗服务应具有灵活性，不应局限于特定医疗场所，而应适应不同的医疗卫生体系。加拿大也是全球最早开展儿童缓和医疗实践的国家之一，拥有多个儿童缓和医疗中心和家庭支持项目，覆盖了国内主要大城市。

美国的现代缓和医疗实践自始至终呈现出快速且多样化的特点，是世界上最早发展系统化现代缓和医疗的国家之一。1965 年，耶鲁大学护理学院院长弗洛伦斯・沃尔德（Florence Wald）邀请西西里・桑德斯前来宣传其临终关怀理念。1974 年，弗洛伦斯・沃尔德等在美国康涅狄格州建立了首个缓和医疗机构——康涅狄格临终关怀中心（Connecticut Hospice），并在该中心的倡导下，于 1978 年成立了美国国家临终关怀组织，即现在的美国国家临终关怀与缓和医疗组织（National Hospice and Palliative Care Organization，NHPCO），并制定了临终关怀和缓和医疗的实施标准。在美国，人们根据患者的预后情况区分缓和医疗和临终关怀：缓和医疗基于患者需求，没有预后限制；而临终关怀则针对预计生存期少于 6 个月的患者。1986 年，美国通过了《安宁舒缓医疗保险津贴法案》（*Medicare Hospice Benefit*），为被医生认定为临终的患者提供免费的缓和医疗服务。为了促进缓和医疗的发展和提高护理质量，美国采取了多种措施，包括在《平价医疗法案》（*Affordable Care Act*）中将医疗保险报销方式从“按服务收费”转变为“捆绑式付款”，以提高效率和降低成本。此外，美国还在卫生专业培训和认证、医疗许可和监管、加强循证研究等方面采取了措施，以推动缓和医疗的发展。

澳大利亚的医疗保健由联邦政府和州/领地政府共同负责。联邦政府为所有永久居民提供全民健康医疗保险，而州/领地政府则负责资助公立医院的住院治疗。1994 年，澳大利亚发布了第一版缓和医疗标准，并在 2005 年进行了更新。2000 年，澳大利亚制定了《国家缓和医疗战略》，并在 2010 年进行了更新，旨在扩大缓和医疗服务的覆盖范围。为了提升护理质量，澳大利亚自 2006 年起实施了“缓和医疗结局协作”质量改进计划。健康老龄化是澳大利亚国家政策的基础，2012 年，由联邦政府资助的“Living Longer，Living Better”（更长寿，更健康）老年护理改革计划提出了开展老年姑息护理咨询服务，目的是提供更好的支持以满足患者未被满足的缓和医疗需求。此外，澳大利亚还制定了基于循证的缓和医疗指南，包括治疗指南、需求评估工具和国家癌症疼痛指南。澳大利亚是国际上首个推出姑息性老年护理循证指南的国家。澳大利亚的缓和医疗非政府组织包括国家缓和医疗委员会、老龄化委员会和阿尔茨海默症组织，其中国家缓和医疗委员会是澳大利亚的高级倡导组织。

日本是亚洲最早开展缓和医疗的国家，缓和医疗于 1973 年在 Presbyterian Yodogawa 基督教医院首次引入。1981 年，日本静冈县建立了第一家缓和医疗病房，并迅速发展。1990 年，日本的缓和医疗病房仅有 5 家；而到了 2010 年，这一数字已增至 235 家。截至 2014 年，日本已有 321 家缓和医疗病房，多数设在综合医院内。日本的国民保险覆盖了包括缓和医疗在内的所有医疗保健服务。1990 年，国民保险开始覆盖住院患者的缓和医疗服务；1992 年，国民保险覆盖面扩展到社区家庭护理；2002 年，国民保险开始资助医院缓和医疗团队的费用；2006 年，家庭临终关怀诊所和日托临终关怀院也被纳入国民保险体系。由于保险的覆盖，缓和医疗服务并未涉及慈善团体和非政府组织。日本没有单独的临终关怀法律和缓和医疗政策，但制定了相关法律和政策，如《国家健康保险法》《长期护理保险法》《癌症控制法》等，这些法律和政策对缓和医疗的开展起到了重要作用。《癌症控制法》旨在改善所有癌症患者的生活质量，要求提供癌症治疗的机构也提供缓和医疗服务，形成了癌症治疗和缓和医疗服务网络。该法案促进了缓和医疗理念在日本全国范围内的迅速传播。日本还建立了缓和医疗相关协会，其中临终姑息治疗协会是全国性的总括机构，临终关怀基金会则为研究、专业发展和公众教育提供慈善资金。

韩国早期的缓和医疗服务由基督教和天主教会提供，1988 年，教会小组启动了临终照护家庭护理服务，由教会培训的义工担任主要工作人员。1990 年，韩国临终服务协会和天主教临终照护协会成立，从而更好地管理和组织临终服务。随后，佛教的临终照护理念也传入韩国，1994 年，韩国佛教志愿服务协会培训的志愿者开始帮助慢性病及临终患者。总体来看，韩国的缓和医疗服务在初期发展缓慢，在很长一段时间内，既缺乏政府支持，也未被医疗保险覆盖。2000 年以后韩国缓和医疗进入快速发展阶段。2003 年，韩国政府选择了 4 家医院开展缓和医疗服务示范项目，2007 年有 27 家医院加入该项目。作为项目的一部分，韩国政府开始制定缓和医疗服务的管理制度、收费标准和相关法律。2006 年，韩国卫生部、福利部和国家癌症中心启动了“生命终末期照顾专业培训计划”和以 60 小时为基础的缓和医疗教育项目，要求所有从事缓和医疗工作的人员均需接受 60 小时的缓和医疗教育培训，该项目在全国范围内得到了良好推广，促进了韩国缓和医疗教育体系的发展。2015 年，韩国政府建立了缓和医疗的社会公共体系，并实施了一项支付制度，确保医疗保险制度涵盖癌症末期住院患者的缓和医疗费用。韩国的许多缓和医疗机构由多学科团队提供服务，包括内科医生、护士、社会工作者、神职人员和志愿者。服务内容包括躯体症状控制、心理及灵性照护和经济支持等，以满足患者及其家属的需求。

新加坡将“Palliative Care”翻译为“慈怀服务”。新加坡的慈怀服务始于 1985 年建立的圣约瑟夫老年人之家，该院设有 16 张病床，为疾病末期患者提供服务。1989 年，新加坡 HCA 慈怀服务机构（HCA Hospice Care）注册成立，这是一个为疾病末期患者提供上门服务的慈善机构。1995 年，慈善机构开始独立运作住院式慈怀服务中心，并开设了日间慈怀服务中心。1996 年，新加坡政府为引导国民进行生命决策，借鉴了美国、澳大利亚等国的医事法律和理念，制定了《预先医疗指示法》，允许患者通过建立预先医疗指示来表达自己在失去意识时是否需要接受维持生命治疗的意愿，该法律促进了慈怀服务的推广。新加坡的慈怀服务具有区域性，并提供多种形式的服务。2014 年，新加坡共有 12 家区域性慈怀服务中心，其中 4 家提供病房式服务、6 家提供居家服务、2 家提供日间服务。慈怀服务由专业的多学科综合治疗团队提供，团队成员包括医生、护士、社会工作者、顾问和经过培训的志愿者。新加坡的所有医院都设有病痛舒缓小组和慈怀病床，但大多数患者的慈怀服务是在家中完成的。新加坡的中央公积金覆盖了国家医疗支出的大部分，个人使用自己的公积金支付医疗费用。新加坡卫生部为慈怀服务中心提供 60%～70%的资金，社会捐助占 20%～30%，其余 10%来自筹款活动。政府支持和资金保障是慈怀服务发展的基础，新加坡国民可以免费接受慈怀服务。2000 年，新加坡慈怀服务总会将慈怀医学纳入本科医疗课程，教育内容包括临床授课和慈怀服务机构实习。2006 年，慈怀医学专业被定为亚专科，高级专业培训从 2007 年开始。2011 年，新加坡医学院正式成立了慈怀医学专业分会，并在同年开设了慈怀护理专业高级文凭课程。此外，新加坡还面向社会开设了慈怀与临终护理的社会研究生课程。

WHO 自 2014 年起陆续发布了缓和医疗相关实施指南，为缓和医疗的实施提供了重要支持。在医疗资源紧张、缓和医疗需求增多、专科缓和医疗人力资源缺乏的背景下，以社区为中心的缓和医疗服务是解决缓和医疗使用不足的有效模式之一。2018 年，WHO 服务提供安全司联合美国、英国等国家和地区的专家共同制定了《将缓和医疗整合至初级卫生保健指南》，这是第一部系统说明如何将缓和医疗和初级卫生保健相整合的实施指南。该指南介绍了缓和医疗和初级卫生保健整合的科学性和现实意义，以及如何将缓和医疗整合至初级卫生保健，包括社区基本医疗资源配置、药品管理、工作人员核心能力要求以及社区健康工作者的重要作用等。

二、中国缓和医疗发展历程

（一）中国台湾地区缓和医疗发展历程

1980 年，在台北荣民总医院癌症治疗中心主办的一次癌症研讨会上，与会者首次提出了“Hospice Care”这一概念，并暂时翻译为“安终照顾”，这标志着台湾地区安宁疗护尝试与实践的开始。1982 年，天主教会在台南市建立了第一个安宁疗护机构“Medal Hospice”。1990 年，马偕纪念医院设立了台湾第一个安宁疗护病房。1995 年，台湾大学医学院附设医院首次设立了安宁病房。1997 年，台北荣民总医院首次在荣民医疗系统中引入了安宁疗护。

在推动安宁疗护的初期，台湾地区曾使用“临终关怀”“生命终末期照护”等名称来指代这一服务。自 1987 年马偕纪念医院成立安宁照顾小组以来，“安宁照顾”一词开始被广泛使用。1994 年，台湾地区卫生主管单位决定暂以“安宁疗护”为名，并计划将癌症末期患者的照护作为该医疗服务的主要内容。1995 年，“安宁疗护”正式成为官方使用的名称，强调医疗与护理并重。2000 年，台湾地区制定了《安宁缓和医疗专科医师制度》。同年，台湾地区通过了《安宁缓和医疗条例》，使得在安宁疗护服务中不进行心肺复苏术的做法正式合法化。到 2000 年，台湾地区的安宁疗护发展已经取得了显著成效。2009 年，台湾地区参照 WHO 对临终关怀的定义，将临终关怀服务对象从癌症末期患者扩展到多器官衰竭的慢性病患者。2013 年，台湾地区的安宁疗护法规支持已趋于完善。

在医疗保险方面，台湾地区在 1996 年将居家安宁疗护纳入“健保给付试办计划”，2000 年将住院安宁疗护纳入“健保按日计酬试办计划”。2006 年，居家及住院安宁疗护服务均正式纳入健保给付，初始给付对象为癌症患者，随后逐渐包括了运动神经元病和艾滋病患者。2009 年，增列了八大非癌症生命终末期安宁疗护疾病，将所有重大器官衰竭的生命终末期患者都纳入健保给付范围。从 2014 年起，社区安宁疗护也正式纳入健保给付，服务范围涵盖居家及入住赡养机构患者，由基层诊所、卫生所、地区医院团队提供服务，形成了一个安宁疗护网络。2015 年，安宁缓和医疗正式成为医院评价项目的一部分。在安宁疗护服务推广方面，台湾地区将提升安宁疗护服务利用率作为一个重要指标，目标是到 2020 年，癌症患者在死亡前 2 年使用安宁疗护的比例上升至 55%，到 2025 年上升至 60%。

（二）中国香港地区缓和医疗发展历程

香港九龙圣母医院在 1982 年首次提出善终服务的概念。1986 年，香港善终服务会正式成立，致力于通过教育和宣传来提升公众对善终服务的认识，并为生命终末期的患者提供专业的咨询和辅导服务，以促进善终服务的普及。

进入 20 世纪 80 年代后期，香港善终服务会开始提供家庭安宁疗护服务。到了 1992 年，香港首个独立的临终关怀机构——白普理宁养中心在沙田区建成。1994 年，香港医管局出台了《安老院条例》，对安老院进行分类管理。紧接着在 1995 年，香港医管局又发布了《安老院实务守则》，对混合式安老院的运作提出了具体要求。

为了支持善终服务的发展，政府向多家医院提供了资金支持，医院管理局也开设了善终服务护理证书课程。高等教育机构开始提供舒缓医学文凭课程，并成立了香港善终服务护士会。此外，医学院内还设立了舒缓医学专科。香港定期举办善终服务国际论坛，以促进该领域的学术交流和知识传播。

香港医管局在 7 个辖区内的 12 家医院建立了联网系统，统一管理善终服务，管理内容包括住院、非住院及门诊、日间和家庭护理服务。这些服务的收费标准由医管局统一制定。医管局还通过跨专业团队——包括医生、护士、医务社会工作者、临床心理学家、物理治疗师和职业治疗师等——以综合服务模式，为患者及其家属提供合适的善终服务。

（三）中国大陆缓和医疗发展历程和部分示例

1. 缓和医疗发展历程。

天津医科大学临终关怀研究中心主任史宝欣教授将中国大陆的缓和医疗发展分为四个阶段：艰难起步阶段、困难维持阶段、稳步发展阶段和蓄势腾飞阶段。因为当时多使用“临终关怀”一词，故此处尊重历史发展在这里沿用这一术语。

（1）艰难起步阶段。

1988 年 7 月，天津医学院（现天津医科大学）与俄克拉何马大学联合筹备成立了中国大陆首家临终关怀研究机构——天津医学院临终关怀研究院。

1988 年 10 月，上海市南汇老年护理医院建立，是中国大陆第一家临终关怀医院，专门收治癌症末期患者。

1991 年，召开首次“全国临终关怀研讨会暨讲习班”，之后先后召开了 6 次全国性的学术研讨会。

1992 年，天津医学院设立中国大陆首个临终关怀病房，标志着中国大陆正式开展临终关怀临床实践。

1992 年 7 月，北京市朝阳门医院设立以服务晚期患者为主的临终关怀病房——北京市东城区朝阳门医院第二病区。

1994 年，《医疗机构诊疗科目名录》中列出了临终关怀科。

1995 年，四川大学华西第四医院设立 WHO 合作项目姑息关怀科。

1996 年，云南省昆明市第三人民医院建立了临终关怀病房。

（2）困难维持阶段。

2000 年《卫生部关于在医疗机构改革中加强护理工作的通知》将临终关怀列入护理工作范畴。当时，仅有极少数医疗机构开展临终关怀服务或含有临终关怀内容的服务。

（3）稳步发展阶段。

随着中国大陆社会经济的发展，社会公众对健康的需求从病有所医转变为注重患病后的生活质量，强调生命终末期的安详无痛苦。

2006 年 4 月，“中国生命关怀协会成立大会”在北京召开，并相继在全国开展了多项国际性学术活动。

2006，国家卫生部与中医药管理局联合发文，将临终关怀纳入中国医疗卫生机构科室设置序列。

2007 年，中国生命关怀协会组织专家制定了中国大陆第一部《临终关怀示范基地标准》和《临终关怀培训基地标准》，建立第一批 6 个全国临终关怀示范基地和 2 个临终关怀培训基地。

2011年，国家卫生部在《中国护理事业发展规划纲要（2011—2015年）》中首次提到了除老年病、慢性病外，将临终关怀纳入长期医疗护理中。

2015年，国家层面的缓和医疗发展进程开始，相关机构就推进“安宁疗护”发展进行了全国专题调研。调研建议根据中国国情，首先将对生命终末期患者的照护作为发展缓和医疗服务的切入口，并将这个缓和医疗的重要组成部分正式命名为“安宁疗护”。

（4）蓄势腾飞阶段。

《2016年卫生计生工作要点》明确指出实施健康老龄化工程，启动医养结合项目试点，大力发展健康养老等生活性服务业，推动发展护理、康复、临终关怀等延伸服务，在政策上促进了临终关怀事业的发展。

2016年9月，上海市卫计委发布《上海市2015年度临终关怀质量指数排名》。

2016年，中共中央、国务院印发的《“健康中国2030”规划纲要》是中国大陆首次使用“安宁疗护”这一名词的政策文件。

2017年，国家卫计委出台《安宁疗护中心基本标准（试行）》《安宁疗护中心管理规范（试行）》《安宁疗护实践指南（试行）》。《安宁疗护中心基本标准（试行）》和《安宁疗护中心管理规范（试行）》明确了安宁疗护中心是为生命终末期患者提供身体、心理、灵性等方面的照护和人文关怀等服务，以提高患者生活质量，帮助患者舒适、安详、有尊严地离世的医疗机构；规定了安宁疗护中心的床位、科室设置、人员、建筑要求、设备等基本条件和要求；要求安宁疗护中心要加强机构管理、质量管理、感染防控与安全管理及人员培训；各级卫生计生行政部门要加强对辖区内安宁疗护中心的监督管理，切实保障医疗质量和患者安全。《安宁疗护实践指南（试行）》明确了安宁疗护实践是以生命终末期患者及其家属为中心，以多学科协作模式进行，服务主要内容包括疼痛及其他症状控制，舒适照护，心理、灵性及社会支持等；规定了疼痛等症状控制的诊疗护理要点，舒适照护要点，以及对患者及其家属的心理支持和人文关怀等服务要求。

2017年10月，国家发布了《关于开展安宁疗护试点工作的通知》，全国安宁疗护的第一批试点工作开始，由国家卫计委家庭发展司启动，从家庭发展的角度推进工作。第一批5个试点市（区）在市、区、街道三级基本建立了安宁疗护服务体系。2018年5月，国家卫健委组建老龄司，从老年健康角度推进安宁疗护工作，在2017年第一批试点工作经验的基础上启动了第二批试点，基本覆盖全国各省、自治区、直辖市。

2019年，安宁疗护被写入《中华人民共和国基本医疗卫生与健康促进法》中。

2019年11月，国家印发了《关于建立完善老年健康服务体系的指导意见》，专门提到加强安宁疗护服务；加快安宁疗护机构标准化、规范化建设；积极开展社区和居家安宁疗护服务；探索建立机构、社区和居家安宁疗护相结合的工作机制，形成畅通合理的转诊制度；制定安宁疗护进入和用药指南。

2020年，《中国缓和医疗发展蓝皮书（2019—2020）》（以下简称《蓝皮书》）发布。《蓝皮书》由北京生前预嘱推广协会组织编写，是中国大陆第一部缓和医疗事业发展的综合性研究报告。《蓝皮书》介绍了缓和医疗事业在全球范围内的发展进程，通过数据展示了中国大陆民众离世时遇到的相关问题，梳理了缓和医疗在中国大陆的政策与实践，并提供了关于缓和医疗的现实案例。《蓝皮书》的出版有助于更好地指导中国大陆缓和医疗视野的发展，并且也有助于缓和医疗、生前预嘱等观念的宣传与推广，从而为生命终末期患者的安宁疗护和尊严离世营造良好的环境。

2022 年 2 月，国家印发《“十四五”健康老龄化规划》，提出稳步扩大全国安宁疗护试点，支持有条件的省市全面开展安宁疗护工作，完善安宁疗护服务模式，建立安宁疗护服务制度体系，提高老年人和生命终末期患者的生活质量。

在这一阶段，国家相关部门相继发布了一系列临终关怀、安宁疗护、缓和医疗相关政策文件来支持、鼓励其试点及发展，包括《中华人民共和国老年人权益保障法》《中国护理事业发展规划纲要》《护理院基本标准（2011 版）》《国务院关于促进健康服务业发展的若干意见》《关于加快发展社会办医的若干意见》《关于推进医疗卫生与养老服务相结合的指导意见》《关于进一步深化基本医疗保险支付方式改革的指导意见》《关于促进护理服务业改革与发展的指导意见》《关于加强老年护理服务工作的通知》《中华人民共和国基本医疗卫生与健康促进法》《医养结合机构管理指南（试行）》《关于加强老年人居家医疗服务工作的通知》《关于推进家庭医生签约服务高质量发展的指导意见》等。

近年来，国家在加强缓和医疗服务的顶层设计、试点探索、服务体系建设、完善收费和医保政策、提高服务质量等方面，以及加强对社会公众的生死教育、鼓励支持社会工作者和志愿者参与缓和医疗服务、鼓励养老机构开展缓和医疗服务等方面开展了一系列工作，初步构建了市、县（区）、乡镇（街道）多层次服务体系，形成医院、社区、居家、医养结合和远程服务 5 种服务模式。国家安宁疗护试点市（区）积极探索缓和医疗医保支付政策，将缓和医疗服务中属于医疗服务的项目纳入医保支付范围。

2. 中国部分省（市）缓和医疗发展示例。

（1）上海市。

自 20 世纪 90 年代以来，上海市已在闸北、杨浦等区域开展安宁疗护试点工作。2012 年，上海市颁布了《上海市社区卫生服务中心舒缓疗护（临终关怀）科基本标准》，其中规定了安宁疗护床位的设置标准。同年，上海市政府将“舒缓疗护”列为政府项目，由市区两级政府共同出资，加上市红十字会等慈善机构的资助，在每个区选取一家社区卫生服务中心作为试点，设立 10 张临终关怀病床，专门用于收治癌症末期患者。2013 年，上海市发布了《上海市社区舒缓疗护（临终关怀）工作规范》，明确了患者的评估标准，并进一步规范了临终关怀病区的设置和服务标准。2014 年，上海市政府发布通知，实施了新增 1000 张舒缓疗护（临终关怀）床位的项目，旨在为癌症末期患者和临终老年人提供服务。2015 年起，上海市在国家卫计委的委托下，参与了由中国生命关怀协会主导的“中国临终关怀医疗服务体系建设研究”项目，并完成了相关的子课题研究，为政策的制定提供了实践基础和理论依据。2017 年，根据《关于开展安宁疗护试点工作的通知》精神，上海市普陀区入选国家第一批 5 个安宁疗护试点市（区）。普陀区卫健委指定利群医院为普陀区安宁疗护中心，并选定长寿、曹杨等 10 家社区卫生服务中心作为安宁疗护试点单位。2018 年，上海市普陀区成立了安宁疗护临床质量控制小组，并陆续出台了《普陀区安宁疗护病房收治指征》《普陀区安宁疗护转介方案》《安宁疗护临床质控手册》及《安宁疗护服务绩效考核经费发放方案》等规范性文件。2019 年，上海市入选第二批全国安宁疗护试点市（区）。同年发布的《上海市安宁疗护试点实施方案》提出，将安宁疗护服务纳入社区健康服务的基本项目，并要求全市所有社区卫生服务中心开展安宁疗护服务。目标是到 2020 年，在全市范围内基本建立起一个多元主体、功能完善、模式多样、服务规范的安宁疗护服务体系。2020 年，上海市卫健委发布了《上海市安宁疗护服务规范》，对服务对象、服务原则、服务形式、人员职责及服务流程和相关知情同意文件等方面进行了明确规定。2021 年，上海市出台了《上海市社区卫生服务中心安宁疗护（临终关怀）科设置标准》，主要内容包括设置标准、建设标准、人员配置、设备配置、管理要求等。在服务形式上，明确了社区卫生服务中心提供的“门诊、住院和居家安宁疗护服务”。在服务队伍方面，除了医生和护士外，还鼓励配备心理咨询师、康复治疗师等专业人员。在病区设置上，提出了“独立设有安宁疗护病区”与“非独立设置安宁疗护病区”的分区设置标准，并强调了功能的实现，鼓励共用场地设施。在服务环境方面，提出了安宁疗护服务的人文关怀环境要求，旨在营造一个充满人文关怀和温暖的服务场所。在实施范围上，除了社区卫生服务中心外，还支持护理院、医养结合机构、社会办医疗机构等参照标准设置安宁疗护科，开展相关服务。2021 年，上海市安宁疗护服务管理中心正式成立，管理中心设在普陀区利群医院与长征镇社区卫生服务中心。

（2）北京市。

2017 年，北京市规定，床位数超过 100 张的安宁疗护中心由市卫计委负责审批和执业登记，而床位数在 100 张及以下的安宁疗护中心则由区卫计委负责相应的审批和执业登记工作。

同年，北京市海淀区入选国家首批安宁疗护试点市（区）。

2018 年，北京市卫计委发布了《2018 年北京市老年健康工作要点的通知》，强调了加强安宁疗护服务能力的重要性，并要求各区根据实际情况，通过建立独立的安宁疗护中心或在综合医院、专科医院、护理院、社区卫生服务中心内开设安宁疗护病区，逐步增加安宁疗护床位数。同时，推进安宁疗护试点工作，特别是在肿瘤医院及医疗机构的肿瘤科中加强安宁疗护能力建设。基层医疗卫生机构通过设立家庭病床来提高居家安宁服务的能力。此外，还计划开展安宁疗护教学基地建设，培养专业人才，并争取政策支持以保障安宁疗护服务的持续发展。北京市海淀区作为国家级安宁疗护试点市（区），需完成服务体系的建设、工作机制的建立及制度保障的探索等任务。

2019 年，北京市的西城区、东城区、朝阳区被纳入国家第二批安宁疗护试点市（区）。北京市还发布了《北京市老年友善医院创建标准（试行）》，将参与医联体建设，形成老年急性医疗、中长期照护和安宁疗护一体化管理机制，以及为临终患者提供缓和医疗与安宁疗护服务等要求纳入评价体系。

2020 年，北京市宣布北京协和医院、北京医院成为“北京市安宁疗护指导中心”，同时确定了北京大学首钢医院等 9 家医院作为“北京市首批安宁疗护示范基地”。

2022 年，北京市出台了《北京市加快推进安宁疗护服务发展实施方案》，目标是到 2025 年，安宁疗护服务的相关制度、标准、规范将基本完善，服务机构数量将显著增加，服务内容更加丰富，服务质量将明显提升，服务队伍将更加壮大，服务资源配置将更趋合理，基本建立起安宁疗护服务体系。该方案要求每个区至少设立 1 所安宁疗护中心，床位不少于50张，为需要住院治疗的安宁疗护患者提供综合性服务；全市提供的安宁疗护服务床位总数不少于1800张。此外，该方案还提倡发挥中医药在安宁疗护服务中的优势，总结并推广中医药安宁疗护技术和方法，探索形成具有中医药特色的安宁疗护服务模式。同时，北京市卫健委提出，要积极探索“互联网+安宁疗护”服务新模式，以提高服务的便捷性，并满足老年人个性化的安宁疗护服务需求。

（3）四川省。

四川省在2014—2016年分别出台《促进健康服务业发展实施方案》《四川省养老与健康服务业发展规划（2015—2020年）》《关于加快推进医疗卫生与养老服务相结合的实施意见》等文件，推进缓和医疗服务发展。

2015年，四川省卫健委支持四川大学华西第四医院健康服务业专项资金，鼓励通过建立癌症末期/生命有限患者居家、社区和医院三级联动连接服务网络，为癌症末期/生命有限患者提供居家—社区—医院的姑息关怀连接服务体系，对居家关怀/社区卫生服务中心相关照护者和执业者提供学科相关的专业化教育培训。

2017年，成都市第八人民医院（成都市慢性病医院）受四川省卫建委委托制定《成都市临终关怀科硬软件建设标准》及《专业质量控制指标和质量信息报表》。

2017年，四川省德阳市成为国家第一批安宁疗护试点市（区）之一，德阳市成立了安宁疗护人才培训基地及安宁疗护专家组，并选定了13家医疗机构为试点单位。德阳市印发《关于安宁疗护试点单位设立临终关怀科的通知》，对安宁疗护科室设置进行了规范，对建筑分区、床位设置、人员配备、硬件配置等提出了明确具体要求。德阳市印发的《关于开展安宁疗护试点工作有关问题的通知》明确制定了按床日付费结算标准，在全国开创先河。《德阳市医疗机构安宁疗护收治准入标准》、《德阳市安宁疗护非医疗服务项目及收费标准》和《德阳市安宁疗护会诊办法》等文件相继出台，促进了德阳市安宁疗护试点工作制度化、科学化、规范化发展。

2018年，四川大学华西第四医院设立四川省安宁疗护教育培训中心，致力于在西部地区构建安宁疗护高地。

2019年，四川省成都市、攀枝花市、自贡市被纳入国家第二批安宁疗护试点市（区）。

2021年，《四川省医疗保障局关于医疗保障促进医疗卫生与养老服务相结合的实施意见》发布，提出深化医保支付方式改革，对医养结合医疗机构提供的住院服务和住院安宁疗护服务实行按床日付费，并允许患者与医疗机构直接按比例分担费用。在DRG/DIP支付方式改革中，提出应给予提供安宁疗护的医疗机构适当的倾斜支持。攀枝花市也印发了《攀枝花市安宁疗护服务按床日付费结算试行办法》的通知。

2022年，四川省在《四川省银龄健康工程2022年工作方案》中提出了加快构建包括健康教育、预防保健、疾病诊治、康复护理、长期照护、安宁疗护为一体的综合连续、覆盖城乡的老年健康服务体系，持续提高全省老年人健康水平。在提高安宁疗护服务能力方面，《四川省银龄健康工程2022年工作方案》提出，推动医疗机构建立安宁疗护中心，鼓励有条件的医疗机构设立安宁疗护病区或床位，以“提高临终患者生命质量”为目标，通过多学科协作，为疾病终末期老年患者提供疼痛及其他症状控制、舒缓照护、心理支持等服务；探索开展居家安宁疗护服务，鼓励社会力量举办安宁疗护机构；推动建立价格体系、药物配备、资金投入等制度保障；建立安宁疗护监督评估和质量评价体系。

（4）河南省。

2017 年，河南省洛阳市入选国家第一批安宁疗护试点市（区）。洛阳市先后出台《洛阳市安宁疗护试点单位基本要求（试行）》《洛阳市二级以上医院安宁疗护试点机构遴选评分标准（试行）》《洛阳市基层医疗卫生机构安宁疗护试点机构遴选评分标准（试行）》等，制定了卡式评分量表、姑息功能评价量表、癌症患者预后量表等多项评估量表。

2019 年，河南省郑州市入选全国第二批安宁疗护试点市（区）。城乡安宁疗护中心建设工作被列入市政府重点推进项目，郑州市成立了由市卫健委、财政部、物价局、市场监管等部门联合组建的郑州市安宁疗护试点推进工作领导小组，印发了《郑州市开展第二批全国安宁疗护试点工作的通知》，制定了安宁疗护病区（中心）建设考核验收细则，建立了专家组成的医养结合安宁疗护专家库，实现了全市安宁疗护病区（中心）建设全覆盖。《加快建设郑州健康养老产业实施方案（2018—2020 年）》则明确了郑州市对增设安宁疗护床位的医疗机构、市级综合性医院，由市财政给予每张床位 9000 元的建设补助。

（5）吉林省。

2017 年，吉林省长春市入选国家第一批安宁疗护试点市（区）。2017 年，吉林省印发《吉林省老龄事业发展和养老体系建设“十三五”规划》，支持养老机构按规定开办医疗机构，开展康复、护理和安宁疗护等服务，为老年人提供治疗期住院、康复期护理、稳定期生活照料及临终关怀一体化服务。截至 2018 年 11 月，吉林省有两家专科医院开展安宁疗护服务；有 65 家医疗机构设置了临终关怀科室，提供缓和医疗服务，共设有安宁疗护床位 299 张，共 1145 人接受了缓和医疗服务。吉林省四平市在“放管服”改革中将独立设置安宁疗护中心审批权限下放至县（区）级卫生健康行政部门，激发社会领域投资活力，支持社会力量提供多层次、多样化的医疗服务。

第三节　人口老龄化和缓和医疗

一、我国面临的人口老龄化问题

人口老龄化指 65 岁及以上人口占总人口的比例不断增加的现象。根据联合国的标准，65 岁及以上人口占总人口比例超过 7%即为老龄化社会，超过 14%即为高龄化社会。我国是世界上老年人口最多的国家，已于 1999 年进入老龄化社会，是较早进入老龄化社会的发展中国家之一。

民政部、全国老龄办发布的《2022 年度国家老龄事业发展公报》显示，截至 2022

年末，全国60岁及以上老年人口28004万人，占总人口的19.8%；全国65岁及以上老年人口20978万人，占总人口的14.9%。据测算，2035年左右，我国60岁及以上老年人口将突破4亿，在总人口中的占比将超过30%，进入重度老龄化阶段。

二、我国人口老龄化的特点

我国人口老龄化与世界上其他国家的老龄化相比，具有明显的特殊性。

（一）人口基数庞大，发展迅速

随着我国人民生活水平的提高和医疗卫生条件的改善，人口预期寿命逐年延长。我国老年人口数量和增长速度显著。65岁及以上老年人占总人口的比例从2002年的7.3%上升到2022年的14.9%。在人口年龄结构从成年型向老年型转变的过程中，发达国家通常需要约50年，而我国仅用了27年，这一速度是全球平均水平的两倍。

（二）存在较大的地区差异与城乡差异

我国地域辽阔，东部地区经济发达、人口密集，而西部地区经济相对落后、人口稀少。老龄化程度在不同地区也存在较大差异，东部地区最早进入老龄化，但对劳动力的需求依然旺盛。随着西部地区年轻劳动力流入东部地区，预计未来一段时间内西部地区的老龄化速度将超过东部地区。

我国农村的老龄化程度高于城市地区，根据《2022年度国家老龄事业发展公报》，2020年我国农村60岁及以上人口占农村总人口的23.81%，比城镇高出近8个百分点。根据全国老龄办的预测，到2035年，我国农村60岁及以上人口在农村总人口中的比例将升至37.7%。

（三）老龄化进程与经济发展水平不平衡

20世纪70年代初，为了控制人口的快速增长，我国实施了计划生育政策，导致出生率显著下降，加速了老龄化进程。发达国家通常在人均国民生产总值达到1万美元以上时进入老龄化社会，而我国1999年进入老龄化社会时，人均国民生产总值仅约800美元。这意味着我国在经济尚未充分发展的情况下就进入了老龄化社会，无疑增加了应对老龄化问题的难度。

（四）劳动力年龄结构与家庭结构变化

随着老年人口规模的扩大，我国劳动年龄人口数量自2011年达到顶峰后开始逐年减少，劳动力年龄结构也开始呈现老龄化趋势。随着社会的发展，农村人口外流现象严重，导致空巢老年人和独居老年人的数量增加，家庭结构发生了深刻变化。老年人口中的高龄、失能（生活不能自理）及空巢化、失独等问题日益严重，进一步增加了我国人口老龄化问题的严峻性和复杂性。

三、人口老龄化对我国的影响

（一）医疗卫生服务压力增大

随着老年人口的增长，社会对医疗卫生服务的需求和疾病经济负担显著增加。预计到2050年，老年人口的疾病经济负担在国内生产总值中的占比将上升至5%，医疗卫生资源的供需矛盾日益凸显。人口老龄化使得老年人的医疗保障问题更加突出，特别是农村老年人，他们在失去劳动能力后往往缺乏稳定的经济来源，加之医疗条件相对落后，如何实现“老有所医”成为一个亟待解决的现实问题。

（二）临床照护需求增加

人口老龄化进程的加快导致劳动力数量减少，独生子女家庭成为主流，以及失独老年人数量的持续增加，使得老年人在生命终末期时可能只有一个子女照料或无人照料，临床照护问题变得尤为严峻。老年人面临着贫困、疾病、失能、缺乏服务和照料等多方面的困难。

（三）抚养压力上升

老年人口的增长改变了人口抚养比，增加了被抚养人口的数量，从而加重了劳动年龄人口的负担。随着人口老龄化，老年抚养系数上升，家庭和社会在抚养老年人方面的负担也随之加重。

（四）社会养老服务需求增长

研究显示，到2050年，我国80岁及以上的高龄老年人口将超过1亿、失能和半失能老年人口将达到约1亿。随着老年人文化水平的提升，他们对老有所为、尊严、文化教育和灵性照护等更高层次的需求不断增长，对养老服务的质量提出了更高的要求。

应对人口老龄化是一个涉及国家发展和民生的重大战略问题，它不仅关系老年人的福祉，也关系整个社会的养老体系。解决这一问题需要综合考虑、做出战略规划和科学管理。面对人口老龄化，我们需要构建一个复杂的社会系统工程，以统筹规划和分步实施。同时，需要动员全社会的力量，共同应对这一挑战。而通过积极发展缓和医疗和养老服务，解决老年人生命终末期的照护问题，也是应对老龄化社会的重要策略。

四、人口老龄化背景下缓和医疗发展的挑战和意义

（一）缓和医疗发展面临的挑战

1. 医护人员缓和医疗教育不足。

面对人口老龄化的严峻趋势，我国缓和医疗服务领域专业人才的缺口日益凸显，迫切需要培养和扩充具备相关专业资质的医护人员队伍。目前，我国高等医学教育尚未普遍开设缓和医疗或临终关怀的专业和课程，导致从事缓和医疗服务的医护人员缺乏系统

的专业教育和培训。现有的缓和医疗培训大多由相关学会提供，尚未建立系统化、常规化和规范化的培训体系。

国内高校的缓和医疗教育尚待提升。据不完全统计，包括北京协和医学院、北京大学医学部、中国医科大学、四川大学华西临床医学院等在内的十几所院校，早期仅针对本科生或研究生提供缓和医疗和安宁疗护的选修课程。直到 2019 年，北京协和医学院才首次将缓和医疗纳入其临床研究生教育的必修课程。总体而言，我国医学院校尚未建立全面的缓和医疗的知识体系。

2. 社会公众认知不足。

缓和医疗的推广需要社会公众以更加开放的态度面对和讨论生活质量、临终关怀、死亡及哀悼等议题，这些议题应被视为每个人生命旅程中自然而然的一部分。我国的传统文化中存在着对死亡的忌讳和回避。这种文化观念使得以直面死亡为核心内容的安宁疗护和缓和医疗难以在社会中得到广泛的推广和深入的讨论，难以达成广泛的社会共识。

为了改善这一状况，政府需要通过教育和公共宣传逐步改变公众对死亡的态度，鼓励针对死亡议题的讨论，从而促进缓和医疗的理念的传播。通过提高对缓和医疗的认识和理解，帮助人们更好地准备和应对生命的最后阶段。

3. 社会资源介入不足。

参考发达国家在缓和医疗领域的实践，可以看出，社会工作者和志愿者在缓和医疗服务中扮演着关键角色。他们为患者提供必要的支持，还有助于恢复和强化家庭及社会的相关服务功能，确保患者能够安详地度过生命最后阶段。然而，目前我国在这方面的服务体系尚未建立。此外，发达国家的缓和医疗体系也积极利用非政府组织的力量，为经济困难和弱势群体中的生命终末期患者提供精准援助。尽管我国也有一些民间非营利组织参与缓和医疗服务，但它们的影响力和资源相对有限，需要进一步发展，并获得支持。

总体来看，我国缓和医疗的发展面临多重挑战。在社会层面上，社会公众对缓和医疗的认知有待提升，社会服务体系尚未完全建立，民众对缓和医疗态度保守。在医疗政策层面，缓和医疗尚未成为优先发展的领域，相关的教育与培训也未被纳入医学教育的必修内容，医院中缺乏常规的缓和医疗专科和专业团队，且在医保支付、伦理规范和法律法规建设方面还有待完善。因此，提升社会公众对缓和医疗的认知、争取政策上的支持、加强临床实践和推进学科建设是推动缓和医疗发展过程中必须解决的问题。这需要政府、医疗机构、社会组织及社会公众的共同努力，以确保缓和医疗能够更好地服务于社会。

（二）人口老龄化背景下发展缓和医疗的意义

1. 提高人民群众的生活质量。

尽管现代医学科技取得了显著进步，但人类仍然无法避免疾病和死亡。因此，医学从业者需要扩展其服务范围，关注如何预防和缓解疾病给患者带来的生理、心理、社会和灵性层面的影响。在经济和文化水平不断提升的背景下，老年人对生活质量的要求日益增长，他们对尊严、教育、灵性照护等方面的需求也更为丰富。缓和医疗以提升患者及其家庭的生活质量为核心目标，通过医疗干预和跨学科合作，通过症状管理、团队支持等手段，致力于最大限度地提升服务对象的生活质量，有效应对新时代的挑战和需求。随着人口老龄化的加速，中老年人群体中可能出现的心理卫生问题，如抑郁、孤独等，也应受到关注。缓和医疗覆盖身体、心理等多个层面，能为患者提供全面的关怀和支持。

此外，提升患者生活质量的概念还应包括对生命终末期的关怀，帮助患者安详度过生命最后的时光，以及帮助患者家属妥善处理丧亲之痛。这是对生命尊严和死亡的深刻思考，也是医疗系统需要进一步发展的重要服务内容，更是政府应为公民提供的基本社会保障。缓和医疗倡导的是一种以人为中心的全面关怀模式，即“全人、全程、全员、全家、全社区”的“五全”照护方式。这有助于患者在生命终末期做出恰当的选择，尊重他们及其家庭的意愿，陪伴患者安详地走完人生旅程，同时支持患者家庭度过丧亲的痛苦。缓和医疗体现了人类社会文明的进步和对生命尊严的尊重。

2. 有效提高医疗资源的使用效率。

现行医疗实践证明，缓和医疗的早期介入对于提升患者的生活质量至关重要。这种医疗方式并不是对传统延长生命的治疗手段的排斥，而是与常规治疗方案相结合，以期对疾病的治疗和管理产生积极影响。缓和医疗有助于减轻医疗系统的负担，通过减少非必要的住院治疗和急诊服务，提高医疗服务的效率。研究表明，与其他护理方式相比，缓和医疗往往具有更低的治疗成本。特别是对于癌症末期患者，及时实施缓和医疗能够显著降低医疗费用。有研究发现，如果在癌症确诊后的 2 天内对患者开展缓和医疗，相比不采取缓和医疗的情况，可以节省高达 24％的开支；若在确诊 6 天内实施，节省的费用也可达 14％。此外，一些研究还发现，在特定情况下，针对肺癌和晚期慢性阻塞性肺疾病患者，缓和医疗不仅能够提升患者的生活质量，甚至有可能延长患者的生存期。这些发现强调了缓和医疗在提高医疗资源使用效率和改善患者预后方面的潜力。

3. 降低照护者、社会及国家的养老压力。

随着我国逐渐步入深度老龄化社会，慢性病和癌症患者的数量持续上升，这与我国有限的医疗资源、紧张的医保资金产生了矛盾。普及缓和医疗服务可以为这一问题提供有效的解决方案。缓和医疗通过早期预防、症状管理和个性化的医疗方案，确保患者能在适当的时机获得精准的诊疗，以实现疾病的早期发现和治疗。对于早中期癌症患者，根据他们的受教育程度、对疾病的认知和接受度、应对逆境的能力及家庭和社会支持等因素，进行及时干预，并选择最合适的治疗方案，往往可以达到最佳的治疗效果。

对于癌症末期患者，缓和医疗服务的介入应涵盖从轻症管理到积极治疗、症状控制和临床照护的全周期关怀，以减少不必要的医疗干预，节约医疗资源和医保资金，减轻医院和社会的负担。

近年来，随着疾病谱和死亡谱的变化，非癌症慢性病的发病率也在上升，如患有呼吸衰竭、肺纤维化、慢性阻塞性肺疾病等呼吸系统疾病的患者增多，他们所经历的并发症、呼吸困难和痛苦程度与癌症患者相当。因此，这部分患者同样需要获得充分的缓和医疗支持。缓和医疗可以通过疼痛管理和症状控制，结合健康教育，对慢性、急性患者进行治疗，并在其病情稳定后将其转移到社区服务中心，采用医院—社区—家庭三级照护模式，从而减轻照护压力。

此外，医疗机构创新医疗服务模式也是必要的，如实施“缓和医疗业务前移模式”，提高缓和医疗资源在临床各科病房的应用，确保每位生命终末期患者都能获得应有的尊严和福祉，有效解决患者生命终末期的照护问题。

参考文献

[1] 刘胜男，李文硕，秦源，等. 国外缓和医疗的政策经验及启示 [J]. 医学与哲学，2019，40（12）：24－27.

[2] 赵越，刘兰秋. 英国和美国社区居家安宁疗护服务模式及其对我国的启示 [J]. 中国全科医学杂志，2022，25（19）：2330－2335.

[3] 姜珊，宁晓红. 日本、韩国、新加坡的缓和医疗和终末期照顾现状 [J]. 实用老年医学，2018，32（1）：13－16.

[4] 董丽丽，梁涛，杨浩杰. WHO 关于《将缓和医疗整合至初级卫生保健指南》要点介绍及对我国的启示 [J]. 中国全科医学，2021，24（34）：4319－4323，4329.

[5] WHO. Integrating palliative care and symptom relief into primary health care：a WHO guide for planners，implementers and managers [EB/OL].（2018－05－12） [2020－06－05]. https://www. WHO. int/publications－detail/integrating－palliative－care－and symptom－relief－into－primary－health－care.

[6] 胡哲豪. 安宁疗护政策在欧美及亚洲国家（地区）的实践和研究综述 [J]. 人口与发展，2019，25（6）：117－124.

[7] 张朝林. 香港宁养服务见闻与思考 [J]. 长春工业大学学报（社会科学版），2012，24（5）：98－103.

[8] 陈小鲁，罗峪平. 中国缓和医疗发展蓝皮书 2019—2020 [M]. 北京：中国人口出版社，2020.

[9] DUMANOVSKY T，AUGUSTIN R，ROGERS M，et al. The growth of palliative care in U. S. hospitals：a status report [J]. J Palliat Med，2016，9（1）：8－15.

[10] CLARK D. From margin to centre：a review of the history of palliative care in cancer [J]. Lancet Oncol，2007，8（5）：430－438.

[11] BOLOGNESI D，CENTENOC，BIASCO G. Specialisation in palliative medicine for physicians in Europe 2014－a supplement of the EAPC atlas of palliative care in Europe [M]. Milan：EAPC Press，2014.

[12] CLARK D. The development of palliative medicine in the United Kingdom and Ireland [M]. London：Hodder Arnold，2006.

[13] 李小梅，刘端祺. 现代姑息医学内涵在实践中的演化 [J]. 医学与哲学（临床决策论坛版），2011，32（2）：7－9，80.

[14] 国家统计局. 中华人民共和国 2006 年国民经济和社会发展统计公报 [R]. 2007.

[15] 翟振武，陈佳鞠，李龙. 中国人口老龄化的大趋势、新特点及相应养老政策 [J]. 山东大学学报（哲学社会科学版），2016（3）：27－35.

[16] 索寒雪. 人社部专家预测老龄化峰值：35%为老龄人口 [N]. 中国经营报，2017－07－31.

[17] 国家卫计委家庭司. 中国家庭发展报告 2015 [M]. 北京：中国人口出版社，2015.

[18] 李建伟. 我国人口死亡率的演变特征及其发展趋势估计 [J]. 发展研究，2014（10）：76－86.

[19] 国家卫计委. 2016 中国卫生和计划生育统计年鉴 [M]. 北京：中国协和医科大学出版社，2016.

[20] 国家卫计委. 2017 年中国卫生和计划生育统计提要 [M]. 北京：中国协和医科大学出版社，2017.

[21] 国家卫健委. 中国卫生健康统计年鉴 2018 [M]. 北京：中国协和医科大学出版社，2018.

[22] 中国疾病预防控制中心. 中国死因监测数据集 2005 [M]. 北京：军事医学科学出版社，2010.

[23] 中国疾病预防控制中心. 中国死因监测数据集 2015 [M]. 北京：中国科学技术出版社，2016.

[24] 中国疾病预防控制中心. 中国死因监测数据集 2016 [M]. 北京：中国科学技术出版社，2017.

[25] 崔瑶，刘谦，秦明照. 老年共病现状及管理策略 [J]. 中国全科医学，2017，20（23）：2816－2819.

[26] 赵英. 疼痛问题的现状 [J]. 中国社区医师，2006，22（308）：7.

[27] 于世英. 探索中国缓和医疗发展模式 [C]. 北京：缓和医疗国际高峰论坛暨艺术行动，2017.

[28] 景军，袁兆宇. 在医院去世与在家中去世——有关中国公民死亡地点的社会学辨析 [J]. 思想战线，2016，42（2）：14－18.

[29] GU D A，LIU G Y，VLOSKY D A，et al. Factors associated with place of death among the Chinese oldest old [J]. J Appl Gerontol，2007，26（1）：34－57.

[30] CAI J，ZHAO H，COYTE P C. Socioeconomic differences and trends in the place of death among elderly people in China [J]. Int J Environ Res Public Health，2017，14（10）：1210.

[31] 钟进才，张华萍，林章华，等. 宁养服务效益分析 [J]. 中国医院管理，2004，2（1）：34－36.

[32] 任国胜. 大医院伸出“安宁疗护”这只手 [N]. 健康报，2016－11－07.

[33] 张璐晶. 一个基层医疗机构的 7 年临终关怀实践 [J]. 中国经济周刊，2017（17）：50－52.

[34] HSICH M，HUANG M，LAI Y L，et al. Grief reactions in family caregivers of advanced cancer patients in Taiwan：relationship to place of death [J]. Cancer Nursing，2007，30（4）：278－284.

[35] HATANOY，AOYAMA M，MORITA T，et al. The relationship between cancer patients'place of death and bereaved caregivers'mental health status [J]. Psychooncology，2017，26（11）：1959，1964.

[36] LEI X，SUN X，STRAUSS J，et al. Depressive symptoms and SES among the mid－aged and elderly in China：evidence from the China health and retirement longitudinal study national baseline [J]. Soc Sci Med，2014（120）：224－232.

[37] 陈小鲁，罗峪平. 中国缓和医疗发展蓝皮书（2019—2020） [M]. 北京：中国人口出版社，2021.

第二章　缓和医疗中的医患沟通

【学习目标】

1. 了解缓和医疗中医患沟通的内容、功能和原则。
2. 掌握缓和医疗中医患沟通的技巧和常见问题。

【关键词】

缓和医疗；医患沟通

第一节　缓和医疗中医患沟通的内容、功能和原则

缓和医疗是一项需要从业者保持高度敏感、细致和专业的工作，其中医患沟通是非常重要的一部分。缓和医疗中的医患沟通指当患者面临危及生命的疾病时，缓和医疗团队与患者及其家属之间的沟通。建立良好的沟通途径，有助于增强患者及其家属对缓和医疗团队的信任，有利于缓和医疗团队获取与疾病和患者个人相关的信息、探求满足患者需求的治疗方式，以减轻患者痛苦、提高患者生活质量。

一、医患沟通的内容

缓和医疗中医患沟通的主要内容：确认患者及其家属缓和医疗照护的需求与目标，明确患者及其家属对疾病的认知，告知坏消息，就死亡地点、死后捐赠事项与患者及其家属进行沟通。

按照疾病阶段分类，缓和医疗中的医患沟通主要分为诊断与治疗的预后沟通、照护目标沟通及临终沟通。

诊断与治疗的预后沟通：告知生命终末期患者及其家属疾病的预后，讨论后期治疗与护理方案，如患者的预期生存期及预期生活质量。

照护目标沟通：讨论患者的治疗决策、意愿与偏好。

临终沟通：讨论死亡来临时将采用的医疗手段、临终地点的选择、临终遗愿的实现等。

二、医患沟通的功能

（一）帮助生命终末期患者善终

缓和医疗中的医患沟通有利于帮助生命终末期患者表达自己的医疗决策、护理偏好，身体、心理、社会及灵性需求，以及期望的离世方式等，以达到帮助生命终末期患者善终的目的。同时，医患沟通能有效促进生命终末期患者在有限的时间内完成临终遗愿，提升其生命意义；与亲近的人进行道爱、道谢、道歉、道别，梳理过往人生中的点滴回忆，留下爱的遗产；减轻患者的死亡恐惧，减轻其因死亡而产生的焦虑。

（二）帮助家属善别

缓和医疗中的医患沟通能有效地开启与死亡相关议题的探讨，推进患者与家属讨论患者的生前身后事，减轻家属的心理负担；促进患者与家属之间的情感互动，引导家属思考如何陪伴患者度过生命的最后阶段，让患者与家属给彼此留下美好的回忆，减少家属在患者去世后留下的遗憾，减轻家属的悲伤情绪。

三、医患沟通的原则

在缓和医疗中，医患沟通是至关重要的，它不仅包括医患双方就医疗信息和疾病进展的交流，还涉及双方思想、情感和愿望的表达。因此，医患沟通既是信息的交流，也是情感的交流。缓和医疗的医患沟通应遵循以下原则。

1. 尊重患者及其家属的意愿和权益：在制定医疗决策和治疗过程中，患者及其家属是重要的参与者，他们的意愿和决策应得到尊重。

2. 建立有效的沟通方式：缓和医疗团队应与患者及其家属建立有效且持续的沟通方式，以促进医患双方的密切沟通，使患者及其家属能更好地理解治疗方案和了解治疗效果，共同面对问题和挑战。

3. 积极关注患者：缓和医疗团队应认真倾听患者及其家属的反馈和意见，及时了解他们的感受和需求。在遇到挑战时，缓和医疗团队应为患者及其家属提供情感上的支持，并及时解答他们的疑惑。

4. 公平与公正：在治疗过程中，缓和医疗团队应尽可能公平地处理患者及其家属的需求和意见，不偏袒任何一方。

5. 明确与透明：缓和医疗团队需向患者及其家属清晰传达诊断、治疗计划和可能的结果，以便他们能自主做出决策。

6. 实用与可行：缓和医疗团队应为患者及其家属提供实用且可行的支持和建议，以满足他们的需求、实现治疗目标。

7. 保护患者及其家属的隐私：缓和医疗团队应保护患者及其家属的个人隐私和信息安全，不得随意泄露他们的个人信息和医疗记录。

第二节　缓和医疗中医患沟通的技巧和常见问题

一、医患沟通的技巧

（一）充分知情、评估和准备

在医患沟通前，缓和医疗团队要做好充分的准备，全方位了解患者的病情和个人情况。

在患者病情方面，缓和医疗团队需充分了解患者的疾病史、实验室及影像学检查结果、临床诊断、病情严重程度、疾病进展、并发症、濒死期可能存在的风险等内容。

在患者个人信息方面，缓和医疗团队要充分了解患者的社会文化背景、性格、宗教信仰、职业信息、婚姻状况、生活习惯、家庭情况（家庭成员数目、居住地、职业、照护责任分配、知情情况、家庭内部沟通模式）、家庭生死观（家庭内部是否可以谈论死亡、家庭成员是否知晓并支持尊严死、家庭成员对临终和死亡持有的态度）、主要照护者情况（主要照护者与患者的关系、照护的频率、是否同住、是否入院后的主要照护者）等内容。

缓和医疗团队在进行医患沟通前，首先应评估患者的意识状况、语言表达能力、心理状况。缓和医疗团队应充分评估患者的意识状况和语言表达能力，若患者意识正常且具备基本的语言表达能力，基于以患者为中心的原则，缓和医疗团队应首先考虑直接与患者沟通相关事宜，尊重患者的意愿，根据患者的偏好与选择决定相关的医疗决策。同时，缓和医疗团队也应充分评估患者的心理状况。若患者内心极度恐惧、焦虑、痛苦，且对沟通有排斥情绪，缓和医疗团队首先应接纳患者的这种负面情绪，由缓和医疗团队和心理咨询师共同评估患者的心理状况并做出适当的干预，梳理患者的死亡恐惧，给予患者充足时间，慢慢展开对生命终末期相关议题的探讨。

若患者无法清晰地表达自己的决策，缓和医疗团队可以与患者家属，一般是患者的配偶、子女或其他直系亲属，进行沟通。这是因为，一方面，我国社会有注重家庭的传统，患者的生活无法从其家庭中抽离出来，家庭会成为医疗决策的决定性因素；另一方面，家属作为与患者朝夕相处的人，更加了解患者的需求和偏好，从而更有可能做出一个既合理又合情的生命终末期决策。

（二）把握最佳沟通时机

在缓和医疗的医患沟通中，缓和医疗团队需要对沟通时机高度敏感，把握最佳的沟通时机。良好的沟通时机包括患者决定入住缓和医疗病房、家属要求进入病房陪护、患者提出希望妥善安排身后事、患者希望改变治疗目标、患者症状突然加重或病情出现恶化等。

（三）同理心沟通

同理心又称换位思考、共情，指站在对方立场设身处地思考的一种方式。同理心沟通即在沟通的过程中，能够体会他人的情绪和想法、理解他人的立场和感受，站在他人的角度思考和处理问题。由于缓和医疗的特殊性，缓和医疗中医患沟通的过程中采用同理心沟通非常重要。缓和医疗团队需要站在患者及其家属的角度，认真倾听患者及其家属的想法，对其任何意愿或想法做到不评判、不否定，采取理解和接纳的态度。需要进一步验证或挖掘患者的信息时，缓和医疗团队尽量采用开放式提问，如"您希望我怎么做来帮助您完成这个愿望呢"，而不是封闭式提问。

（四）允许沉默

由于缓和医疗的医患沟通内容涉及临终与死亡议题，相对较为沉重，因此，缓和医疗团队在与患者及其家属沟通时要循序渐进，给予患者及其家属充分的耐心和时间。必要时，谈话中允许彼此间的沉默，以给予双方梳理问题的时间。

（五）给予充分尊重

缓和医疗团队在沟通过程中要给予患者及其家属充分的尊重，无论患者希望采取何种生命终末期决策，或以何种方式离世，都要尊重其自主权，给予其充分表达的机会。尤其是对于离世方式和离世地点的选择，不同患者及其家属会因他们独特的文化背景、宗教信仰、生活习惯而做出不同的选择，对于任何选择，缓和医疗团队都要保持接纳和尊重的态度。

（六）情感支持

由于缓和医疗中医患沟通内容的特殊性，缓和医疗团队需要为患者及其家属提供必要的情感支持。当谈及不良预后或是临终相关问题，患者及其家属可能会产生心理困扰，缓和医疗团队应善于观察和捕捉其面部表情或情绪变化，及时回应他们的需求，积极提供情感支持，帮助患者及其家属做出最佳决策。

（七）组织家庭会议

家庭会议一般由缓和医疗团队、患者及其家属共同参加，旨在交流病情信息，通过协商明确下一步的照护计划。尤其是临近临终阶段时，家庭会议让患者及其家属可以直面有待明确的意愿和需要做出的选择，完成未完成的事项，有利于促进患者及其家属"生死两相安"。

缓和医疗中的家庭会议一般包括 4 个流程：缓和医疗团队开场、沟通病情、商议下一步照护目标与方案、总结。通过充分的沟通，缓和医疗团队引导患者及其家属积极参与决策过程，促进制定合理的医疗决策及临终安排等，提高患者及其家属接受的缓和医疗服务质量，减轻其身体、心理、社会和灵性负担。

二、医患沟通的常见问题

（一）意愿不一致

缓和医疗中的医患沟通过程中，因为沟通各方出发点及角色的不同，常常不可避免地出现沟通各方意愿不一致的情形，如患者与家属的意愿不一致、缓和医疗团队与患者或患者家属的意愿不一致。

出现沟通各方意愿不一致的情况时，缓和医疗团队要坚持“以患者为中心”的原则，区分决策意愿主体，明确意愿的发出者是患者本人还是他人；邀请患者家属对决策意愿主体做优先排序，使患者本人的意愿得到充分重视；询问未发言者，确保每个人的声音被听到；缓和医疗团队要“去强势化”，只做医疗信息的提供者，提供医疗照护的建议，不做最终决策的主导者。缓和医疗团队内部定期开展督导会，深入探讨每个个案的情况，总结每次互动沟通过程中的经验和反思不足。

（二）偏离主题

尽管医患双方沟通的出发点是围绕患者的临终与死亡相关议题，但在沟通过程中患者或患者家属可能会不自觉地带入其他不相关的话题，导致沟通偏离主题，影响医患双方有效地传达信息。

针对这一问题，缓和医疗团队可采取的沟通策略有：从一开始就明确沟通目的，将讨论议题聚焦于病情沟通和照护目标，排除不相关的话题；出现其他看似与主题相背离的言论时，不一定要急于打断说话者，尽可能从其语句中抓取关键且有效的信息，挖掘患者及其家属的深层次需求。某些背离主题的表达可能是患者及其家属长期累积和压抑的需求，可以适当地给予患者及其家属表达和发泄的机会，疏导他们的情绪，引导他们逐渐转向主题。

（三）患者家属情绪失控

在讨论医疗决策前，缓和医疗团队需要首先对患者的病史和目前症状、体征进行梳理，患者家属可能会出现情绪失控，尤其是那些原本对患者病情不知情或对病情信息掌握得不够深入的家属，容易陷入一种难以接受、悲痛的情绪中，导致整个沟通过程受到阻碍。

遇到此类情况时，缓和医疗团队不要急于将沟通推进到下一步，应先安抚情绪失控的患者家属，鼓励其将情绪表达出来，向其耐心地解释患者的病情进展，告知其当下的选择对患者的益处，帮助患者家属逐渐冷静下来。

（四）患者发生突发状况

缓和医疗的患者生命已步入终末期，多处于身体极度衰弱的状况，可能无法应对较长时间的谈话。因此，沟通过程中，患者很有可能会出现很多突发状况，如剧烈疼痛、喘憋等。出现此类情况时，应暂缓沟通，首先处理患者的不适症状，另选时机安排下一次的沟通。

参考文献

[1] BAILE W F，BUCKMAN R，LENZI R，et al. SPIKES—A six-step protocol for delivering bad news：application to the patient with cancer [J]. Oncologist，2000，5 (4)：302-311.

[2] BALINT M. 医生、他的患者及所患疾病 [M]. 2 版. 魏镜，译. 北京：人民卫生出版社，2012.

[3] BARTHOLOMEW K，HOROWITZ L M. Attachment styles among young adults：a test of a four-category model [J]. J Pers Soc Psychol，1991，61 (2)：226-244.

[4] BEITMAN B D，YUE D M. 心理治疗师培训教程 [M]. 刘盈，等译. 北京：中国轻工业出版社，2008.

[5] CABANISS D，CHERRY S，DOUGLAS C，et al. 心理动力学疗法 [M]. 徐玥，译. 北京：中国轻工业出版社，2012.

[6] FRITZSCHE K，MCDANIEL S H，WIRSCHING M. 心身医学：初级医疗的国际入门读物 [M]. 4 版. 熊娜娜，曹锦亚，译. 北京：中国协和医科大学出版社，2016.

[7] HEA J. The doctor-patient relationship，defensive medicine and overprescription in Chinese public hospitals：evidence from a cross-sectional survey in Shenzhen city [J]. Soc Sci Med，2014 (123)：64-71.

[8] KRITTANAWONG C. The rise of artificial intelligence and the uncertain future for physicians [J]. Eur J Intern Med，2018 (48)：e13-e14.

[9] STUART S，ROBERTSON M. Interpersonal psychotherapy：A clinician's guide [M]. 2nd ed. London：Hodder Arnold，2012.

[10] WALLIN D J. 心理治疗中的依恋：从养育到治愈，从理论到实践 [M]. 巴彤，李斌彬，施以德，等译. 北京：中国轻工业出版社，2014.

[11] 刘海洪. 巴林特小组入门和案例 [M]. 长沙：中南大学出版社，2021.

[12] 秦苑，高一虹. 安宁疗护家庭会议：言语行为分布与医生身份认同 [J]. 外语研究，2021，38 (4)：38-45.

第三章　缓和医疗常见症状的处理及其原则

【学习目标】

1. 掌握缓和医疗常见症状的评估、处理原则和照护要点。
2. 熟悉癌症末期患者疼痛和呼吸困难的控制和照护要点。
3. 熟悉阿片类镇痛药的合理使用方法。

【关键词】

癌性疼痛；症状控制；照护要点

第一节　缓和医疗常见症状的处理原则

患者从疾病诊断之始，或多或少地存在不同程度的社会、心理层面的问题。不管是社会还是心理层面的问题，终究都归因于患者将永远失去曾经拥有的一切，以及对越来越近的死亡的未知和恐惧。患者家属通常也会因为即将失去亲人而出现不同程度的社会、心理层面问题，这些问题通常涉及哲学及宗教层面。舒缓和解决患者及其家属社会、心理层面的问题是缓和医疗团队里的社会工作者的主要工作内容。赵可式教授将缓和医疗的核心哲理概括为“生生世世（三三四四）”，即“三善”（善终、善别、善生）、“三平安”（身、心、灵）、“四全照护”（全人、全程、全家、全队），以及“四道人生”（道谢、道歉、道爱、道别）。

缓和医疗常见症状处理重点是疼痛和呼吸困难。其他常见症状包括厌食、恶心、呕吐、便秘、焦虑、情绪低落或抑郁、谵妄等。症状处理的原则可概括为“EEMMA”。

一、评估（Evaluation）

采取处理措施之前应对每种症状进行评估和诊断。

1. 引起症状的原因，包括是否为基础疾病所致、可能引起症状的其他原因（如治疗措施、并发症及衰弱）。

2. 以前是否进行过处理，效果如何。

3. 该症状对患者的生活质量影响程度，如对患者饮食、睡眠、活动的影响。

4. 确定处理的基本目标。注意，有些症状是不可能完全缓解的。

二、解释（Explanation）

采取处理措施之前对患者及其家属进行良好的沟通和解释。

1. 在采取处理措施之前用通俗易懂的语言为患者及其家属解释引起症状的原因，帮助患者及其家属理解治疗的合理性，提高患者及其家属的依从性。

2. 与患者及其家属一起讨论处理措施的选择，尊重患者及其家属的选择。

三、治疗（Management）

应制订个体化治疗计划，包括对患者躯体的、心理的、社会的及心灵的治疗计划。

1. 纠正可以纠正的因素。当治疗有效且不会增加太大负担时，应该积极处理患者的症状。

2. 在使用药物治疗的同时，积极应用非药物的治疗措施，如放松治疗、心理治疗。

3. 对于持续存在的症状，应该“按时间”给药，而不是“按需”给药（即患者出现症状时才给药）。

4. 治疗方案尽可能简单。

5. 为患者准备简单易懂的用药医嘱和说明，包括症状、应使用的药物、使用的时间点和剂量。对一些患者，还需要备注下次门诊的时间、地点、医护姓名及联系方式。

6. 积极寻求其他学科医护人员的帮助。

四、动态监测（Monitoring）

对处理措施的效果进行持续的监测并做好记录。

在医疗机构开展缓和医疗照护时，需要每2～4小时监测1次，稳定后每天监测1～2次。居家开展缓和医疗照护时，需每天电话联系患者或者家访1～2次，稳定后每周电话联系患者或者家访不少于2次。居家患者处于濒死期时，视情况酌情增加监测次数。

五、注意细节（Attention to Details）

密切观察处理措施的效果和不良反应，适时调整治疗方案。

症状处理是缓和医疗的主要部分，其成功很大程度取决于是否重视细节。故在评估、解释、治疗、动态监测的过程中一定要注意细节。

第二节　癌症末期患者常见症状的控制和照护要点

一、疼痛的控制和照护要点

这里重点介绍针对癌症末期患者的癌性疼痛控制和照护要点，但其总体原则也可以应用于非癌性疼痛患者。因为非癌性疼痛应用阿片类的受益相对较小，而风险较高，缓和医疗团队应该严格遵照相关指南的意见，同时要寻求其他慢性疼痛团队的支持。

疼痛是一种令人不愉快的感觉和情绪的体验，伴有实际存在的或潜在的组织损伤。

（一）评估

疼痛的评估可采用“SOCRATES”方法，评估时可询问患者以下问题。

1. 部位（Site，S）：具体是什么部位疼痛？

2. 开始（Onset，O）：疼痛是从什么时候开始的？

3. 特征/性质（Characteristics，C）：疼痛的感觉像什么？是刀割样还是烧灼样？

4. 放射性（Radiation，R）：疼痛是否扩散/放射到其他部位？

5. 相关症状（Associated Symptoms，A）：是否有与疼痛相关的任何其他症状？

6. 时间因素（Temporal Factors，T）：是所有时间都疼痛，还是有时疼痛有时好转？在白天或者夜间的任何一个特殊时间疼痛会加重吗？

7. 加重/缓解的因素（Exacerbating/Alleviating Factors，E）：什么原因使得疼痛加重？什么原因使得疼痛缓解？

8. 程度（Severity，S）：疼痛到底有多严重？疼痛对你的生活质量有多大的影响？

（二）镇痛药的使用

1. WHO 三级镇痛阶梯疗法。

控制持续性疼痛应遵循 WHO 三级镇痛阶梯疗法。其内容如下。

（1）口服：口服途径是应用镇痛药的标准途径。

（2）按时间：持续的疼痛要求预防性地给予药物治疗，应该按时间预防性地给予镇痛药。

（3）按阶梯：对于在给予足够药物剂量后仍不能有效缓解的疼痛，就应该向上移动药物阶梯，不要在同级阶梯、同等镇痛效能的药物中做横向移动。例如，若应用可待因镇痛无效，不建议横向改为二氢可待因。

（4）个体化的剂量滴定：恰当的药物剂量是缓解疼痛的重要因素，必要时上调滴定剂量直至疼痛缓解，并预防进一步上调剂量引起的不良反应。

（5）联合应用辅助类药物：对于不同性质、不同病理类型的疼痛，提供阿片类，必要时加非阿片类或辅助类药物的联合药物治疗可以获得有效的疼痛控制。辅助类药物是对疼痛有缓解作用的一类药物，如双膦酸盐类，可减轻癌症相关的骨骼痛；解痉药物，可减轻平滑肌痉挛性疼痛；皮质类固醇，可减轻癌症相关的水肿引起的疼痛；某些镇静催眠类药物、抗癫痫药物、抗抑郁药物可减轻神经病理性疼痛。此外，辅助类药物还包括一些控制镇痛药所致不良反应的药物，如止泻药物、止吐药物。

2. 暴发性疼痛的药物治疗。

某些癌症患者的疼痛是短暂和间歇性的，而非持续性的。这类疼痛可能因负重或活动（如吞咽、排便、咳嗽或医疗操作等）而引发或加剧，属于可预测的（事件性）疼痛。此外，还存在与运动或活动无关、不可预测的（自发性）疼痛，如绞痛或与神经损伤相关的剧烈刺痛。

值得注意的是，对于持续性疼痛未能得到缓解的患者，如果疼痛突然加剧，或在两次用药间隔时出现的疼痛，不应被视为真正的暴发性疼痛。

针对暴发性疼痛，建议使用速释型吗啡制剂进行治疗。给药剂量应为患者 24 小时内总镇痛药剂量的 5%～20%。若患者 1 天内经历两次以上的暴发性疼痛，应将次日 24 小时的镇痛药剂量调整为前一天 24 小时内定时给予的镇痛药剂量加上额外补救的镇痛药剂量的总和。

3. 其他给药物途径。

对于不能口服镇痛药的患者，可以根据患者情况选择其他给药途径，包括贴剂或凝胶外用、肌内注射、皮下注射、静脉滴注、硬膜外注射或鞘内注射。

二、呼吸困难的控制和照护要点

呼吸困难是呼吸不舒服的主观感觉和体验，可以是持续性的，也可以是间歇性的。呼吸困难在癌症末期患者中很常见，其他晚期疾病患者，如慢性阻塞性肺疾病、心脏病、肾病患者，均可能有不同程度的呼吸困难。随着死亡的逼近，呼吸困难的发生率可明显增加。

（一）评估

评估呼吸困难发生的时间、诱因、起病急缓、表现形式、加重及缓解因素、伴随症状等；患者神志、面容及表情、口唇及皮肤颜色，呼吸频率、节律、深度，外周血氧饱和度、血压、心率、心律等体征；患者活动情况、心理反应、治疗情况等。

（二）治疗原则

呼吸困难的治疗原则为治疗原发疾病、保持患者呼吸道通畅、维持机体通气。原发疾病不能控制时，可使用阿片类、抗焦虑类药物，但需警惕其抑制呼吸的不良反应。

（三）照护要点

1. 提供安静、舒适、整洁、温湿度适宜的环境。
2. 帮助患者采取合适的体位。
3. 指导患者有计划地进行呼吸肌功能训练、休息和其他活动。
4. 根据患者实际情况选择合适的氧疗方式。

（四）注意事项

1. 患者呼吸困难时口服给药可能会引发呛咳、误吸或呼吸困难症状加重，可考虑其他给药方式。
2. 呼吸困难通常会引发患者紧张、焦虑、烦躁，需注意安抚、疏导患者情绪。

三、咳嗽、咳痰的控制和照护要点

（一）评估

评估咳嗽、咳痰发生的时间、诱因、起病急缓、性质、节律、程度；痰液的颜色、量、气味及有无肉眼可见的异常物质；咳嗽、咳痰加重或缓解因素、伴随症状、是否影响睡眠等。

（二）治疗原则

咳嗽、咳痰治疗原则为针对病因治疗，保持呼吸道通畅。比如，针对哮喘，可选用激素及支气管扩张剂；针对心力衰竭，可选用利尿药；针对胃食管反流，可选用质子泵抑制剂及促胃动力药；针对呼吸道感染，可选用抗感染药物等。

原发疾病不能控制时，可使用阿片类药物，但需警惕出现呼吸抑制、恶心、呕吐、便秘等不良反应。

（三）照护要点

1. 提供安静、舒适、整洁、温湿度适宜的环境。
2. 帮助患者采取合适的体位。
3. 指导患者学习正确的咳嗽、排痰方法，对痰液不易排出的患者，可采用湿化和雾化疗法、叩背协助排痰、体位引流及机械吸痰等，记录痰液量、性质并及时送检。
4. 对于慢性咳嗽者，给予高蛋白质、高维生素、足够热量的饮食，多次少量饮水。

（四）注意事项

1. 避免患者因为剧烈咳嗽引起体力过度消耗或引发气胸、咯血等并发症，根据具体情况决定祛痰为主还是适度镇咳为主。
2. 对于肺癌，存在咯血、气胸或心脏病高风险的患者应谨慎叩背、吸痰。

四、咯血的控制和照护要点

（一）评估

1. 评估咯血发生的时间、诱因、起病急缓，咯血的颜色、性状、量，加重或缓解的因素、伴随症状等。
2. 评估患者意识状况、面容及表情、皮肤颜色、生命体征等。
3. 通过血常规、凝血功能检查评估出血程度和止血治疗的效果。

（二）治疗原则

1. 保持呼吸道通畅，避免误吸、窒息。
2. 积极控制咯血，预防再次咯血，必要时使用镇静类药物。

3. 评估是否停用抗凝血药及其他可能影响凝血功能的药物。
4. 治疗导致咯血的基础疾病。
5. 酌情采取抢救措施，如输血、气管插管、介入、手术等。

（三）照护要点

1. 患者一般取侧卧位。保持患者呼吸道通畅，及时清理患者口、鼻腔血液、血凝块。床旁准备吸引器、吸引管、气管插管等抢救药品、器械。
2. 安慰患者，指导患者避免紧张、焦虑情绪。
3. 观察、记录咯血的颜色、性状、量。
4. 指导患者保持大便通畅，避免用力咳嗽、排便、提重物等。

（四）注意事项

1. 避免用力叩背、频繁吸痰。
2. 咯血期间避免口服药物，可采取其他给药方式。

五、恶心、呕吐的控制和照护要点

（一）评估

1. 评估恶心、呕吐发生的时间、频率、诱因、起病急缓，呕吐的特点及呕吐物的颜色、性质、量、气味，恶心、呕吐加重或缓解因素、伴随症状、治疗情况等。
2. 评估患者生命体征、营养状况、皮肤黏膜情况、腹部体征，了解有无脱水表现。
3. 通过血电解质、动脉血气分析检查评估有无水、电解质、酸碱平衡失调等。

（二）治疗原则

1. 寻找、纠正恶心、呕吐的诱因、病因。
2. 单独或者联合使用作用于中枢神经系统和胃肠道的止吐药物。
3. 纠正水、电解质、酸碱平衡失调。

（三）照护要点

1. 指导患者少食多餐，避免进食气味刺激，容易诱发恶心、呕吐的食物。
2. 出现呕吐前驱症状时，协助患者取坐位或侧卧位，预防误吸、窒息。
3. 记录每天出入量，监测尿比重、体重及电解质情况等。
4. 剧烈呕吐时暂禁食禁饮，遵医嘱补液，维持内环境稳定。

（四）注意事项

指导患者呕吐时避免误吸造成窒息。

六、呕血、便血的控制和照护要点

（一）评估

1. 评估呕血、便血发生的时间、诱因、起病急缓，出血的颜色、量、性状，呕血、便血加重或缓解的因素、伴随症状、治疗情况，患者既往史等，以寻找可能的病因。

2. 评估患者意识状况、面容及表情、皮肤颜色、生命体征、腹部体征等。

3. 通过血常规、凝血功能、隐血试验等检查评估出血程度和止血治疗的效果。

（二）治疗原则

1. 寻找、纠正呕血、便血可能的病因、诱因。

2. 积极控制出血，必要时使用镇静类药物。

3. 和患者家属讨论输血及必要时有创抢救措施的受益、负担。

（三）照护要点

1. 患者需卧床。呕血患者床头抬高 10°～15°或头偏向一侧，及时清理呕吐物，做好口腔护理，保持呼吸道通畅，避免误吸、窒息。

2. 监测患者神志、意识水平、生命体征、腹部体征等变化，记录出入量，监测血常规、凝血功能、电解质等。

3. 使用一次性深色床单或者枕巾，避免呕出的鲜血对患者造成视觉刺激。

（四）注意事项

1. 呕血、便血期间禁食禁饮。

2. 安抚患者及其家属情绪，向其解释病情，使其有一定的思想准备和心理预期。

七、腹胀的控制和照护要点

（一）评估

评估患者腹胀的发作时间、诱因、起病急缓、程度、持续时间、伴随症状，排便排气情况、治疗情况等。

（二）治疗原则

1. 寻找、纠正腹胀可能的病因、诱因。

2. 酌情使用促进肠蠕动及通便药物。

3. 若存在肠梗阻，结合患者情况及意愿酌情安置鼻饲管、支架及实施胃肠造口术。

4. 若存在大量腹水，给予利尿治疗，结合患者情况及意愿行腹腔穿刺引流腹水。

5. 必要时给予镇痛治疗。

（三）照护要点

1. 协助患者采取舒适体位或行腹部按摩以减轻腹胀。
2. 根据患者情况合理安排饮食及进行适当活动。
3. 对使用抗胆碱类药物的患者加强口腔护理，缓解患者口干感觉。

（四）注意事项

关注患者腹胀症状、腹部体征变化及出入量情况，警惕肠梗阻，腹腔脏器、血管破裂出血的可能。

八、水肿的控制和照护要点

（一）评估

1. 评估水肿出现的部位、时间、范围、程度、发展速度、加重及缓解因素、伴随症状、治疗情况等。
2. 观察患者生命体征、颈静脉充盈程度、有无胸腔积液征或腹水征、皮肤状况、营养状况、体重等。

（二）治疗原则

1. 寻找、纠正水肿可能的病因、诱因。
2. 利尿、控制入量。
3. 针对生命终末期肾病患者，和患者及其家属讨论肾脏替代治疗及相关操作的受益、负担。

（三）照护要点

1. 监测体重，记录每天液体出入量。
2. 限制钠盐和水分的摄入，根据病情摄入适量蛋白质。
3. 遵医嘱使用利尿药或其他药物，观察药物疗效及不良反应。
4. 预防水肿部位出现压疮，保持皮肤完整性。

（四）注意事项

1. 对患者进行饮食、活动指导。
2. 准确记录患者的出入量。
3. 注意患者的皮肤护理。

九、淋巴水肿的控制和照护要点

（一）评估

评估淋巴水肿出现的部位、时间、范围、程度、发展速度、加重及缓解因素，肢端是否畸形，皮肤皱褶及角化程度，淋巴管扩张情况，皮肤的颜色、温度，水肿胀痛情况，局部是否有液体渗出、是否有蜂窝织炎及治疗情况等。

（二）治疗原则

1. 寻找、纠正淋巴水肿可能的病因、诱因。
2. 酌情使用镇痛药、糖皮质激素、利尿药。
3. 针对蜂窝织炎和皮肤溃疡、感染使用抗生素。

（三）照护要点

1. 注意患肢的摆放，可穿戴加压弹力袜、长手套或者特殊的穿戴设备。
2. 指导患者适度运动以促进淋巴回流和保持关节功能。
3. 注意维护患者皮肤的卫生和完整性。

（四）注意事项

1. 患肢的支撑物应柔软，尽可能增加支撑物和患肢的接触面积。
2. 淋巴水肿严重者建议卧床休息。

十、厌食、恶病质的控制和照护要点

（一）评估

1. 评估患者食欲、进食情况、吞咽情况、牙齿状况、口腔黏膜状况。
2. 评估患者有无贫血、低蛋白血症及其他消化系统、内分泌系统疾病表现。
3. 评估患者皮肤完整性。
4. 评估有无影响患者进食的药物及环境因素。

（二）治疗原则

1. 根据患者具体病情及患者及其家属意愿选择合适的营养支持方式，如经口进食，或安置鼻—胃管、鼻—肠管，或胃—空肠造口行肠内营养及静脉营养。

2. 可给予改善食欲、促进消化的药物。

（三）照护要点

1. 提供患者喜爱的食物，提供一些不需过多咀嚼的食物。
2. 每天或每餐提供不同的食物以改善食欲，在进餐时减少任何可能导致患者情绪紧张的因素。

3. 少食多餐，尽可能提供高热量食物。
4. 遵医嘱予以营养支持。

（四）注意事项

1. 注意食物的搭配与口感。
2. 注意照护患者的情绪，取得患者的配合。
3. 必要时考虑将肠外营养逐步向肠内营养、经口进食过渡。

十一、口干的控制和照护要点

（一）评估

1. 评估患者口腔黏膜完整性及润滑情况，有无口腔烧灼感。
2. 评估患者有无咀嚼、吞咽困难、疼痛，以及有无味觉改变。
3. 评估有无引起患者口干的药物及治疗因素。

（二）治疗原则

1. 口腔局部治疗。
2. 减少或停用抗胆碱类药物。
3. 选择性使用唾液刺激剂。

（三）照护要点

1. 饮食方面鼓励患者少量多次饮水。
2. 增加病房中空气的相对湿度。
3. 口腔护理过程中，必要时常规使用漱口剂。

（四）注意事项

避免粗暴的口腔护理操作，如强行剥脱口腔黏膜血痂、表面覆膜等。

十二、睡眠/觉醒障碍（失眠）的控制和照护要点

（一）评估

1. 评估患者性别、年龄、既往失眠史。
2. 评估患者有无不良的睡眠卫生习惯及生活方式。
3. 评估患者有无导致失眠发生的药物及环境因素。
4. 评估患者有无谵妄、抑郁或焦虑等精神障碍。

（二）治疗原则

1. 了解患者失眠可能的诱因和病因，必要时进行睡眠监测。

2. 进行认知-行为治疗。
3. 根据患者情况可使用镇静催眠类药物及抗抑郁、抗焦虑药物。

（三）照护要点

1. 改善患者睡眠环境，减少夜间强光及噪声刺激。
2. 采取促进患者睡眠的措施，如增加日间活动、听舒缓的音乐及避免白天多睡等。
3. 减轻可能影响患者睡眠的躯体症状，如疼痛、咳嗽、瘙痒、呼吸困难、尿频等。
4. 定期对患者进行失眠防治的健康教育。

（四）注意事项

1. 注意观察、评估患者的睡眠情况。
2. 在使用镇静催眠类药物时，应告知患者注意预防跌倒及低血压、乏力等不良反应。

十三、谵妄的控制和照护要点

（一）评估

1. 评估患者意识水平、精神、行为、情感和睡眠/觉醒规律的改变。
2. 评估患者谵妄发生的诱因、具体表现及演变过程。

（二）治疗原则

1. 寻找、纠正谵妄可能的病因、诱因及危险因素等，如有感染的患者需进行抗感染治疗，其他因素包括尿潴留、大便嵌塞、疼痛等。
2. 使用抗精神病类药物，必要时增加镇静催眠类药物。

（三）照护要点

1. 鼓励家属陪伴患者。
2. 尽可能提供单独的病房，保持病房安静，降低照明亮度，避免刺激患者。
3. 安抚患者，对患者的诉说做出反应，帮助患者适应环境、减少恐惧。
4. 必要时进行保护性约束。

（四）注意事项

1. 确保患者处于舒适的体位。
2. 在诱因、病因无法去除的情况下，应与家属及其他照护者沟通谵妄发作的反复性和持续性，争取其理解、配合。
3. 保护性约束是最后不得已的选择，注意遮挡约束的工具。

十四、焦虑、抑郁的控制和照护要点

（一）评估

1. 评估患者是否存在失眠、噩梦、恐惧、注意力不集中、意志消沉、兴趣减退和依从性差等表现。

2. 评估患者是否有和临床体征和检测结果不吻合的呼吸困难、心悸、口干、厌食、恶心、呕吐等症状。必要时使用有效的筛查工具和请精神病学专家会诊。

3. 评估所有的治疗药物，排除药物不良反应的可能。

4. 评估治疗方案不足给患者带来的影响。

（二）治疗原则

1. 非药物处理措施：给患者机会分享和讨论他们的担忧、焦虑、恐惧等；尝试纠正患者不正确的观念；帮助患者制订应对未来不确定性的方案；寻求团队里专业人士的帮助，进行放松治疗（作业治疗师）、艺术治疗（艺术治疗师）及认知－行为治疗（心理咨询师）等。

2. 药物处理措施：对于部分患者在进行非药物处理的同时，可给予催眠镇静类及抗精神病类药物。

（三）照护要点

面对患者的焦虑、抑郁，多采取同理心沟通，寻找机会让患者分享他们的担忧、焦虑、恐惧并和他们讨论。将患者担忧、焦虑和恐惧的事项转述给患者的家属或者重要的朋友，争取他们的帮助。

（四）注意事项

1. 抗焦虑、抑郁药物起效比较慢，患者可能会对治疗失去信心。

2. 药物治疗初期患者新出现的不适可能更多的是药物的不良反应。

3. 及早地识别药物不良反应，调整治疗方案。

4. 通过健康宣教让患者对药物有一定的认知，增强其依从性，告知患者不要随意换药。

5. 不能对患者的焦虑、抑郁做出负面的评价。

6. 对患者的担忧、焦虑、恐惧的事项不要做出轻率的承诺和保证。

7. 避免对患者情绪的波动做出过度积极的回应。

其他常见症状的控制和照护要点，可参照国家卫计委发布的《安宁疗护实践指南（试行）》。

参考文献

[1] 国家卫计委. 安宁疗护实践指南（试行）[Z]. 2017.

[2] TWYCROSS R G，WILCOCK A. 引领姑息关怀——导航安宁疗护［M］. 李金祥，译. 北京：人民卫生出版社，2017.
[3] TWYCROSS R G，DAVIS M P. 姑息医学［M］. 李金祥，译. 北京：人民卫生出版社，2005.
[4] 李佳霖. 安宁疗护专科护士岗位胜任力评价指标体系的构建［D］. 北京：中国医科大学，2020.

第四章　生前预嘱和预设照护计划实践

【学习目标】

1. 掌握生前预嘱的概念和特征。
2. 掌握预设照护计划的基本概念、定义、实践挑战和应对方法。
3. 熟悉预设照护计划的执行过程。
4. 了解我国香港和新加坡的预设照护计划的模式和实践经验。

【关键词】

生前预嘱；预设照护计划；医患沟通

第一节　生前预嘱

在生命科学和医疗技术迅猛发展的背景下，尊重患者的自主权利正日益成为现代临床医学成熟和完善的标志。目前世界上所有提供缓和医疗服务的国家和地区，都把使用生前预嘱（Living Will）、预设照护计划（Advance Care Plan，ACP）及一系列功能类似的文件，作为开展缓和医疗的前提条件。没有患者的知情同意或不尊重患者本人的医疗偏好，缓和医疗就无法具备起码的正当性与合法性。

一、生前预嘱的概念和由来

生前预嘱指人们事先（即在健康或意识清楚时）签署的，说明在不可治愈伤病末期或临终时要或不要哪种医疗照护的指示文件。

1976 年 8 月，美国加利福尼亚州首先通过了《自然死亡法案》（*Natural Death Act*）。该法案在允许患者依照自己的意愿自然死亡的同时，建议成年人完成一份称为生前预嘱的法律文件。只要医生判断患者处于不可治愈的伤病末期，医生就可以根据患者的授权不使用或者停止使用生命支持系统。1991 年 12 月，美国联邦政府的《患者自决法案》（*Patient Self-Determination Act*）生效，首次在国家层面上允许通过与生前预嘱功能相似的预立医疗指示（Advance Medical Directives），维护患者使用或拒绝医疗服务的权利。

目前，全球至少有 30 个国家和地区允许在医疗照护过程中合法使用生前预嘱及类似文件。其中，美国、加拿大、新西兰、澳大利亚、法国、西班牙等国家和地区有专项立法；英国、印度等国家和地区则是在普通法框架下使用；日本、德国、意大利、奥地利和中国等国家和地区以宪法、民法典、相关法律法规，以及医疗行政部门颁布的专业指引保障其法律效力。

尽管各个国家和地区的情况不同，生前预嘱在名称、定义和使用方式上存在差异，但其在表达患者个人意愿和医疗偏好，在患者不能对自己的医疗照护发表意见的时候，帮助患者实现临终愿望的主要功能是一致的。

二、生前预嘱的特征

合格的生前预嘱应具备以下特征。

1. 由 18 岁及以上具有完全民事行为能力的人填写。

2. 本人签署并代表个人意愿。

3. 表明明确的医疗偏好，如是否使用生命支持系统、愿意使用的具体种类和场合等关键信息。

4. 真实的指定代理人。

5. 经确认的最新版本。

合格的生前预嘱不应有以下内容。

1. 要求结束生命。

2. 要求违背法律。

3. 要求医护人员违反专业判断。

三、生前预嘱实践案例——《我的五个愿望》

生前预嘱只要符合上文所述特征即可，通常不必使用统一文本。北京生前预嘱推广协会于 2006 年推出的、供我国居民使用的生前预嘱文本《我的五个愿望》可能是一种较好的选择。使用者不必懂得很多法律或医学词汇，通过对每个“愿望”下的项目选择“是”或“不是”，就能根据自己的意愿和医疗偏好对临终事项做出比较清晰的安排。

（一）《我的五个愿望》的由来

通过填写生前预嘱，人们可以根据个人意愿决定在临终时是否放弃心肺复苏、放弃使用呼吸机等生命支持系统，以接近自然的死亡方式，最大限度地追求生命和死亡的尊严。

在我国，随着社会和经济发展，越来越多的人关注生活质量。而有尊严的临终和去世，也就是有质量的死亡，是生活质量很重要的一部分，尊严死已经日益深入人心。

2006 年，北京生前预嘱推广协会将世界上目前使用最广泛的一版生前预嘱文本 *Five Wishes* 引入国内，在保留了表达意愿的框架的同时，在法律、临床、心理专家的共同建议下形成了供我国居民使用的生前预嘱文本，也是我国第一份生前预嘱文本模板——《我的五个愿望》。

（二）《我的五个愿望》的具体内容

1. 要或不要什么医疗服务。这里的医疗服务包括一些常规的治疗和检查，以及个人护理等服务。在这些医疗服务中，某些治疗及检查方式，如放疗、化疗、手术探查等，会带来一定程度的痛苦，你可以根据自身情况选择不接受这些治疗及检查。同时，为了能减轻疾病带来的疼痛、呕吐、痉挛等痛苦，你可以让医护人员在这方面尽可能帮助你。

2. 希望使用或不使用生命支持系统。生命支持系统包括心肺复苏术、呼吸机、管饲及抗生素等，使用这些生命支持系统可能会延长生命，但同时也会带来不同程度的创伤和不良反应，你可以选择是否使用。

3. 希望别人怎么对待自己。表达自己在临终时希望完成的愿望，对家人和朋友的陪伴、最终离世的地点、自己最后的心愿等做出安排。

4. 想让家人和朋友知道什么。表达自己对家人和朋友想说的话和情感，请家人和朋友平静对待自己的死亡，根据自己的意愿对离世后的葬礼等事情做出安排。

5. 希望谁帮助我。请你慎重地在你最亲近的家人和朋友中至少选择一位，在他或者他们的见证下签署这份生前预嘱，并在你不能为自己做决定的时候帮助你实现你的愿望。

（三）《我的五个愿望》的签署方式

目前签署《我的五个愿望》有两个途径：一是直接登录北京生前预嘱推广协会的官方网站进行注册填写；二是关注北京生前预嘱推广协会的微信公众号，通过菜单栏“我要注册”进入填写。签署者可以寻求家人的帮助，协会也有志愿者可以上门协助填写。

在签署生前预嘱时，请签署者一定要与家人和其他选定的见证人，以及自己的主治医生做好沟通，详细告知他们自己的愿望，希望他们了解自己的选择并最终帮助签署者实现愿望。

（四）《我的五个愿望》签署前注意事项

1. 你在这份表格中表达的愿望只有在以下两种情况同时发生时才被引用：你的主治医生判断你无法再为自己做医疗决定，且另一位医学专家也认为这是事实。

2. 无论你如何选择都是“对”的，没人能在伦理道德上批评你。

3. 你可以随时修改已填写的生前预嘱内容。

4. 填写和使用这份文件是你本人的意愿。

5. 填写和履行这份文件与安乐死无关。

6. 填写和履行这份文件不违反任何中华人民共和国现行法律。

7. 填写和使用这份文件免费。

四、关于生前预嘱需要明确的几个问题

（一）拥有和使用生前预嘱与安乐死无关

安乐死（Euthanasia）一词源于希腊文，意思是“幸福的死亡”，这一词语在全球的传播和使用中产生过多种现象和歧义。

在生前预嘱推广过程中，需要反复强调其指向的死亡方式不是提前结束生命的法律意义上安乐死，而是WHO提倡的在缓和医疗照护下、既不提前也不拖后、尽量有尊严的自然死亡。在作为缓和医疗重要组成部分的安宁疗护已经被写进国家基本卫生法的当下，这种强调和努力尤显必要而不可或缺。任何与安乐死的混淆，都会在缓和医疗的理念传播、学科建设和临床服务中造成混乱。

（二）使用生前预嘱不是放弃治疗

生前预嘱为患者在死亡不可避免的生命终末期提供放弃徒增痛苦的延命治疗和不使用生命支持系统的选择，但并不是要放弃治疗，而是提倡用缓和医疗的跨学科治疗手段和方法，缓解患者所有的临终痛苦。

这些手段和方法，通常可被简略归纳为以下三项内容：

1. 以控制疼痛为核心内容的症状识别和控制。
2. 对进行性慢性病和衰弱症状的持续管理。
3. 心理和灵性照护。

以上三者相互重叠，缺一不可（图4－1）。

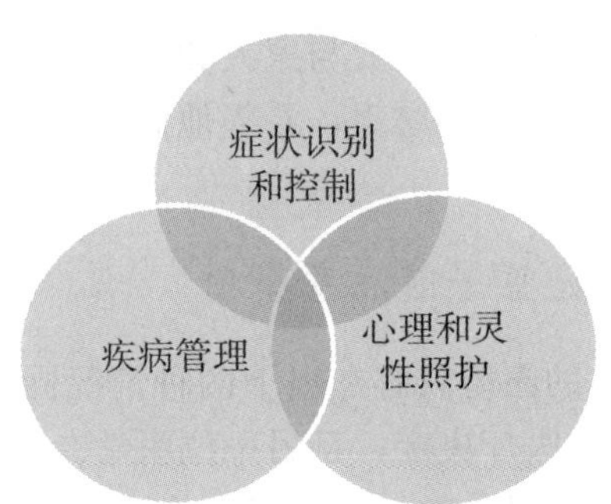

图4－1　缓和医疗的跨学科治疗手段和方法

（三）不预设立场

何谓自然死亡？何谓过度治疗？是否应该停止或者何时应该停止使用生命支持系统？对不能进食的患者不喂食和放弃水合营养是否人道？生前预嘱中存在着许多伦理上的争议。不同文化对死亡、死后世界和忍受痛苦有不同理解。一些族群和信仰团体甚至对是否应该控制疼痛都有争议。生前预嘱虽然提供了适时停止延命治疗、追求尽量无痛苦和有尊严的死亡的选择，但并不等于轻慢或反对其他方式的临终和死亡。无论如何选

择都是对的，没人能在道德上对个人的选择做出评判。只要是真实的个人愿望，只要在他人的帮助下实现了愿望，就可以被视为有尊严的死亡。与其说生前预嘱建议人们放弃临终“过度”治疗和抢救，不如说是鼓励人们亲手规划符合自己愿望的临终和死亡。

（四）法律效力

生前预嘱是个人真实意愿的体现，也是个人对自主权的行使，理应得到尊重并依法受到保护。从法律的角度来看，生前预嘱并不要求通过特别立法或行政审批程序来批准。然而，在实际操作中，如何将患者的个人意愿转化为代理人能够理解并同意执行的共识，以及如何确保这些意愿符合医学伦理和临床规范，是需要深入研究和解决的问题。此外，在实行过程中还需要考虑一些法律细节，如怎样在形式上证明这是个人在清醒状态下的真实、自愿意愿。

有专家认为，通过政府相关部门已经颁布的配套政策和法规，解决这些问题并不困难，也不一定需要专门的立法。

尽管科学尚未能完全解释生命的起源之谜，但从物种进化和自然选择的角度来看，任何成功进化的物种都具有强烈的生存本能。人类之所以能够成功进化，很大程度上依赖于人对死亡的本能逃避、厌恶和恐惧。因此，不难理解为什么适时停止治疗的观点并不总是被普遍接受，而是常常遭到忽视和回避。生前预嘱及其类似文件的使用虽然对患者有益，但并不能完全消除人类面对死亡时的自然悲伤和恐慌。

尽管存在一些方法上的挑战，但国际化的比较研究得出的结论相当一致：多年来，公众对生前预嘱的了解程序和选择放弃传统延命治疗的比例一直较低。即使在美国这个最早通过自然死亡法案的国家，了解这一概念的普通公众也不到全国人口的三分之一。在大多数西欧国家，使用这类文件的公众比例常年维持在10%～20%。作为现代缓和医疗的发源地，英国的预先拒绝治疗计划（Advance Decisions to Refuse Treatment，ADRT）的使用率仅为4%。亚洲的情况也不容乐观，如在我国香港，2012—2016年间，仅有5561份预立医疗指示提交给医管局。一项针对香港居民的媒体调查显示，公众对生前预嘱仍然反应冷淡。

在北美和欧洲的许多国家和地区，放弃过度治疗、充分镇痛，甚至更为敏感的临终镇静，已被认为是合法且符合伦理道德的行为。然而，由于理解差异、沟通障碍，甚至是医疗问题之外的财务纠纷，这些做法仍然引发了大量争议和诉讼。

生前预嘱的推广和使用与社会的经济发展水平、法律政策、伦理道德、传统文化、国民心理、医疗体系改革及临床学科的发展都有着密切的联系。作为社会文明的标志和推动我国缓和医疗发展的重要力量，生前预嘱的实践和引发的思考常常需要从哲学的角度进行深入探讨。在这个过程中，医护人员除了需要具备专业技能和经验外，更需要拥有对人类苦难的同情和高尚的人道主义精神。

第二节　预设照护计划

一、预设照护计划提出的背景

从古至今，死亡都是人生的终点站。随着环境卫生及医疗技术的进步，人类健康发生了重大的改变，这同时也改变了人类死亡的历程及生命终末期。

第一个改变是死亡的年龄和致死原因。联合国组织公布的全球人均寿命（Life Expectancy）由2000年的66.8岁上升至2019年73.4岁。我国人均寿命在2021年为77.1岁，香港更是高达83.4岁。但值得注意的是，健康期望寿命（Health Life Expectancy）并未与人均寿命同步延长。有研究报告指出，人均寿命延长的主因是疾病死亡率的下降。2019年公布的全球前10位导致人类死亡的原因中，慢性病占8项，这表明现今有更多人需要面对晚期疾病及临终前的照护安排。据估计，全球超过10亿人患有残疾，这大约占了全球总人口的15%。在14岁及以上的人群中，有1.9亿人（3.8%）因严重功能性障碍而需要医疗服务。

第二个改变是死亡的过程直接影响着临终生活质量。以往一些被视为无法治愈的疾病，如今也有多种改善病况以延长生命的手段，如心肺复苏术、呼吸机及生命支持治疗（如透析）。与20世纪以医生为主导的医疗模式相比，21世纪更加重视患者的自主权和以患者为中心的治疗理念。这导致患者及其家属参与医疗决策的机会显著增加。然而，面对疾病和不同的治疗方案，患者需要做出许多决策，包括权衡治疗的益处与负担。这些决策不仅涉及医疗选择，还包括患者对生活质量的期望、家庭伦理和资源分配等问题。如果患者在决策过程中失去自主能力，这些决策的重担往往会落在患者家属身上。研究表明，患者家属在为患者做决策时承受着巨大的压力，家庭成员之间也可能因此产生矛盾。

这两个改变促进了临终关怀的讨论和发展。临终关怀既是一门科学也是一门艺术，是缓和医疗和安宁疗护的重要组成部分。尽管不同地区人们对临终关怀的时间界定存在差异，但通常指的是患者被诊断出不治之症并预计只剩下数月生命的时期，即病情已进入晚期。临终关怀旨在通过优质的护理提升生命终末期患者的生活质量，实现患者及其家属的"生死两无憾"。同时，临终关怀还需要评估和平衡治疗给患者带来的负担、风险、效果的局限性，并尊重患者的自主权。为了实现高质量的临终关怀，预设照护计划是必不可少的。通过多方参与和沟通，预设照护计划使患者能够尽早了解并表达自己对晚期护理和治疗的偏好和意愿，这有助于患者舒适且无憾地度过生命的最后阶段。本节将进一步探讨预设照护计划的理念、成效和面临的挑战，并分享不同地区的实践经验，讨论医疗团队的专业能力和协作模式。

二、预设照护计划的概念

预设照护计划概念的提出源于 20 世纪 60 年代。有些患者不愿在生命终结时以机器维持生命，并且担心自己在弥留时失去表达意愿的能力，因此，这些患者预先订立相关的指示，表明不接受任何非自然的生命维持手段。历经半个世纪的推动及研究，这一概念变得更加成熟。首先，在时间上不再局限于濒死期，而是涵盖整个疾病晚期。其次，在范围上除了涉及医疗部分，还延展至心理、社交的需要及安排。最后，在实践中采取双向沟通模式，注重了解患者做这些决定背后的价值观和价值取向。

预设照护计划是患者自愿及医患互相沟通的过程，目的是了解患者对生命和生活的价值观念，以及对临终关怀的目标做出的选择和决定，系统地记录患者的有关选择和决定，能让缓和医疗团队适时掌握及履行患者的意愿。这里的记录可以有不同的形式，医疗指示是其中之一，但一般都具备法律约束力。

总而言之，预设照护计划通常是以书面形式做出的一项关于医疗与照护的陈述。患者在失去神志或决定能力之前，为自己明确医疗和照护安排。预设照护计划只会在患者失去神志或决定能力、无法做出医疗和照护选择时才会被启动。预设照护计划需包括两个元素：经过沟通了解患者意向及价值观，所做抉择与个人价值观相呼应并记录成文件（图 4－2）。

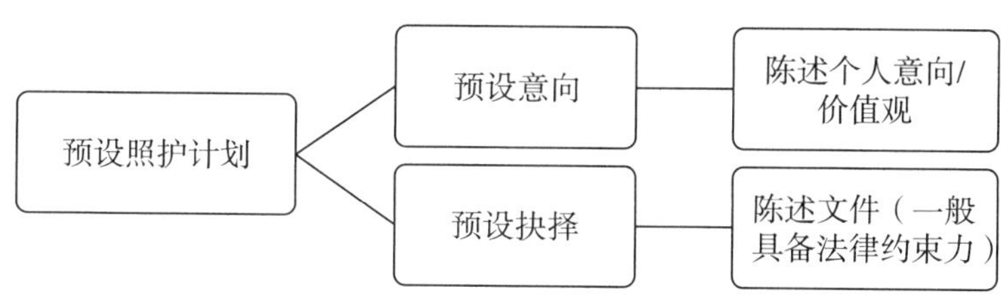

图 4－2　预设照护计划的一般构成要素

三、预设照护计划的效果及采用率

国内外学者针对不同民族、文化、社会背景下预设照护计划的效果进行了研究。已发表的研究报告显示，大多数人认为预设照护计划对所有相关方，如患者、患者家属、医护人员及其他医疗服务提供者，都产生了非常积极的影响。患者由于能够提前考虑并表达自己对临终关怀的偏好，从而对相关服务的满意度显著提高。研究还发现，预设照护计划能够促进患者与医护人员之间更高质量的沟通，这是因为医护人员在沟通过程中能更深入地理解患者选择背后所持有的价值观和信念。同时，患者也能够根据自身情况与医护人员详细讨论治疗方案和护理计划，从而增强了他们对医护人员的信任。患者明确表达自己的临终关怀意愿，减轻了患者家属猜测患者想法的负担，减轻了他们的心理压力和焦虑，这对患者家属应对丧亲之痛也有积极影响。对医疗服务而言，预设照护计划减少了不必要的医疗程序，降低了对患者及其家属造成的身心负担，使得提供的医疗服务更加符合患者意愿。此外，患者家属参与医患沟通过程，有助于减少因沟通不畅而引发的医患矛盾。

鉴于这些实证研究显示的积极效果，各地政府都在投入资源推动预设照护计划的发展。例如，我国香港地区自2004年起就开始推动相关立法工作，并积极倡导通过非立法途径实施预设照护计划。香港医管局发布的有关预设照护计划的临床指导中强调，计划内容应涵盖医疗、心理和社交需求，并特别强调了家属参与的重要性。新加坡则采取中央统筹策略，成立了护联中心（Agency for Integrated Care）来实现和推广预设照护计划。

然而，要实现良好的效果，预设照护计划的采用率（Uptake Rate）是关键指标之一。一项系统性文献综述发现，即便在一些有法律支持且已实施一段时间的地区，预设照护计划的采用率多年来仍维持在10%～16%的较低水平。为了提高采用率，除了了解相关方的认知度和接受程度以评估实际推行效果外，更重要的是识别出促进或阻碍参与预设照护计划的关键因素，以便采取针对性的措施。

四、预设照护计划的认知度、接受程度及影响因素

（一）认知度

针对公众对预设照护计划的认识度，我国香港地区于2019年进行了一项普查研究。研究发现，尽管预设照护计划已经推广多年，但仍有大约80%的受访者表示对预设照护计划不熟悉。在表示有意向采用预设照护计划的受访者中，实际采取行动的人数占比不足0.5%。这一现象揭示了两个问题：公众对预设照护计划的了解仍然有限；有意向并未直接转化为实际行动，需要克服其中的障碍。为了解决公众对预设照护计划缺乏认识的问题，香港赛马会安宁颂项目（香港推行的一个社区临终关怀计划）开展了公众教育活动，结果显示，两年内公众对预设照护计划的认知度升高了一倍。这证明了公众教育能有效提升公众对预设照护计划的认知度，而认知度是推动预设照护计划实施的第一步。

（二）接受程度

要提高预设照护计划的认知度，还需了解各利益相关方的态度。多年来，已有多项研究探讨了不同群体对预设照护计划的态度。大多数研究显示，公众普遍赞同预设照护计划的理念，包括临终关怀的安排。然而，这些研究也发现，尽管表面上接受，但人们内心仍有顾虑。例如，患者及其家属虽然认同预设照护计划的概念，但同时也表达了对相关讨论的矛盾情绪和对实际情境的担忧。医疗保健专业人员虽然支持医患共同决策的模式，但对于患者能否充分理解选择的利弊并做出适当决策持保留态度。关于本土文化是否影响公众对预设照护计划的态度，仍有待深入的研究。

（三）影响因素

基于上述研究分析，不难理解在临床实践中患者及其家属为何会对参与预设照护计划的讨论表现出回避的态度。患者或其家属常见的反应有“现在不是时候，以后再说”，或者“让子女决定吧，我没有意见”。有些人会直接表示，“讨论这些话题太让人难过，

我不想参与”。医护人员有时也会以工作繁忙、沟通技巧不足或希望由其他人处理为由回避讨论。这些行为并不表示他们不认同预设照护计划，而是反映出他们在探讨预设照护计划时遇到了困难。

影响预设照护计划实施的因素大致可以分为四个方面：人际关系、个人准备、医护人员的响应和计划细节。

1. 人际关系。

研究表明，医患之间的信任和患者与家属之间的信任对于参与预设照护计划至关重要。这种信任使患者能够安心表达个人的价值观、意愿和需求，并得到尊重。然而，信任并不总是促进预设照护计划的因素，过度的信任有时也会成为阻碍。临床情况显示，患者可能因为信任他人而减少参与预设照护计划讨论的次数。有些患者可能单方面相信家属或医护人员能够充分代表自己的意愿，或认为他们能做出更好的选择，从而选择不参与讨论。因此，理解信任背后是保护性还是促进性的关系，对于发挥信任在预设照护计划中的正面作用至关重要。

人际关系这一范畴还包括患者不想成为他人负担的考虑。国内的一项研究表明，计划生育政策促使许多年长的父母支持预设照护计划，以减轻子女的负担。随着社会家庭结构的改变，传统的多代同堂模式逐渐被小家庭模式取代，这种改变成为推动个人实施预设照护计划的一个动力。然而，在实际操作中，医护人员仍需注意确保子女有机会参与到父母制订预设照护计划的过程中，让子女有机会了解父母的选择和意愿。

2. 个人准备。

个人的准备程度实际上与其他因素相互关联。预设照护计划的讨论不仅涉及患者的情绪，也经常触及家属的情绪。如果双方都认为讨论会带来难以处理的情绪压力，那么这将阻碍预设照护计划的讨论和实施。在对预设照护计划的讨论中，不可避免地会涉及临终和死亡等话题，而在许多文化中，讨论死亡仍然是一个禁忌。对死亡的恐惧或认为谈论死亡会带来厄运，常常导致利益相关者的回避行为，如不去想、不去听或以各种理由推迟讨论等。对死亡的恐惧或信念与社会文化紧密相连，不能简单地通过几句话来解释。推动预设照护计划的工作人员需要融入利益相关者的文化背景，逐步打开禁忌之门。临床经验表明，大多数老年人或长期患病者并非没有考虑过自己未来的死亡，反而是身边的亲友有所忌讳，导致讨论无法开始。

个人准备不仅涉及患者及其家属，还涉及医护人员，特别是对有长期照护关系的个案，医护人员也需要承担可能引发的情绪压力。

3. 医护人员的响应。

医护人员的响应水平会影响患者及其家属对预设照护计划的态度，如医护人员是否对患者的文化背景有足够的敏感性、是否关心患者及其家属的需求，以及是否具备良好的沟通技巧。需要注意的是，多项研究表明，患者及其家属更重视医护人员的态度，而不是沟通技巧或讨论时间的长短。换句话说，如果患者及其家属感受到医护人员对患者的临终关怀给予的真诚关心，那么将更容易开启预设照护计划的讨论。研究还指出，患者及其家属希望医护人员能够协调各项照护服务，这种实际的沟通比单纯的沟通技巧更为重要。当患者及其家属犹豫是否参与预设照护计划时，他们经常提到医护人员的响应方式是决定其参与与否的关键。医护人员在提高沟通技巧的同时，不应低估自己态度的重要性。对于经验较少的医护人员来说，这是一种鼓励；对于资深医护人员来说，这是一种提醒。

4. 计划细节。

预设照护计划的细节是其能否进一步推进的关键。如果预设照护计划不能满足患者的需求，或者过分侧重某些医疗程序，都会影响患者及其家属的参与。标准的预设照护计划模板虽然可以使服务显得规范，但并不存在一个适用于所有人的通用预设照护计划。因此，在预设照护计划的框架下，应该有定制化的预设照护计划内容。同样，关于何时是最佳讨论时机及应该由谁引导讨论，也没有统一的标准。研究表明，患者和医护人员对此有不同的看法。这表明，实现预设照护计划并没有固定的方法。与其在预设照护计划中区分谁是被动或主动的一方，不如将患者、患者家属和医护人员都视为相互关联的角色。

五、预设照护计划的发展现状

不同国家及地区都有不同的预设照护计划模式，下面以我国香港地区和新加坡为例，阐述预设照护计划的不同模式及其实践。

（一）我国香港地区的情况

自 2000 年起，香港地区便开始了预设照护计划及预设医疗指示的推广工作。2004 年，香港法律改革委员会发布了一份公众咨询文件，2009 年则不仅考虑了预设医疗指示的法律安排，还建议采用非立法手段来提升临终关怀的质量。随后，香港医管局更新了预设医疗指示的模板表格，并为医护人员制定了预设照护计划的指引。这些指引强调预设照护计划应涵盖患者的医疗、心理和社交需求，并特别强调了患者家属参与的重要性。

在实际操作中，预设照护计划的实施不限于癌症晚期患者。2011 年，香港九龙西联网医院率先为末期肾衰竭患者开展门诊形式的预设照护计划，该团队由肾内科医生、缓和医疗科医生、护士和社会工作者组成，他们使用肾功能指标和生命体征指数来确定何时转介患者参与预设照护计划。社会工作者在预设照护计划面谈前会提前联系患者及其家属，了解他们对面谈的理解和期望，并协助安排实际事宜，确保重要的家庭成员能够参与并了解参与的重要性。了解面谈参与者及其关注点有助于团队在面谈前做出适当的准备。事前的接触不仅能让患者及其家属感到被尊重，还能帮助他们为当天的流程做好心理准备。选择以门诊形式进行面谈是为了确保讨论不受周围环境的干扰。参与预设照护计划面谈的预设照护计划团队成员通常不超过 3 人，但家属的参与人数没有限制。社会工作者在预先联系时会了解参与人数和参与原因，帮助患者及其家属做出适当的安排。在预设照护计划面谈中，病情、预后和治疗方向是必要的信息。整个面谈的重点在于了解患者对未来医疗和照护的期望。预设照护计划团队成员将扮演协调者的角色，鼓励患者和家属表达和倾听彼此的想法，确保每个人都有平等的机会表达意见，并处理讨论过程中可能出现的情绪反应。通过互动沟通，医护人员可以明确患者的意愿、需求和期望。预设照护计划强调沟通过程，通常不仅限于单次面谈。给予每个人足够的时间来思考，所做出的选择和决定将更符合患者的实际需求。及时跟进也是预设照护计划团队工作的重要组成部分。对于末期肾衰竭患者，预设照护计划的一个决策点是选择进行透析治疗还是选择缓和治疗，这不仅涉及治疗的益处与负担，还包括对生活质量的期望、人生价值的取向及实际资源的运用和选择，这正是预设照护计划的核心。

2016 年发表的一项研究显示，在 600 名末期肾衰竭患者的预设照护计划中，约 60％的患者在家属支持下选择了缓和治疗。对参与预设照护计划面谈的家属进行的后续调查显示，98％的丧亲家属对治疗过程表示满意，特别是对医疗机构提供的临终关怀和情感支持，他们没有因为参与预设照护计划面谈而感到后悔。这反映了以家庭为中心的决策模式在我国社会的可行性。

案例分享

李先生，54 岁，患有晚期慢性阻塞性肺疾病，需要长期使用氧气和正压呼吸机辅助呼吸。在过去的 1 年里，他因呼吸衰竭住院 5 次，第 5 次入院时进行了气管插管。病情改善后，他通过缓和咨询服务了解到了预设照护计划。因此，李先生邀请了他的妻子和同住的女儿参加面谈，讨论预设照护计划。

在病房内，预设照护计划团队成员向在场的所有人解释了李先生的病情、治疗方向和预后，鼓励大家表达对维持生命治疗的看法，李先生和家人就治疗效果和疼痛管理提出了问题，医生以细致的方式和易于理解的语言进行了解释。在这一过程中，团队成员引导每个人表达对症状控制和维持生活质量的期望，同时，李先生和他的家人表达了他们对生命价值的看法和各种担忧。李先生表示，使用生命维持设备延长生命对他来说没有意义，反而是一种身心折磨。他还表示，他最害怕的是孤独地在痛苦中离世。团队成员邀请李先生阐述他对痛苦的看法，如痛苦的含义和构成，以便在场的人能够理解他的感受。李先生解释说，痛苦包括身体症状的痛苦和看到家人因他受苦而感到的折磨。李先生补充说，他希望利用剩下的时间与家人相聚，而不是不断地接受无效的治疗。在了解李先生对临终照护的期望后，家人认同了李先生对无痛的重视，尊重并支持他的决定和选择。在医生的协助和家属的陪伴下，李先生签署了拒绝心肺复苏但愿意尝试插管并在无效时停止的预设照护计划。文件记录存入李先生的电子医疗管理系统中。

李先生随后出院回家，由家人照护，并接受缓和家庭访视服务，以减少返回医院的可能性。后来，李先生再次因呼吸衰竭入院，需要插管和使用呼吸机，但此后他未能恢复意识。家人根据李先生的预设照护计划，移除了呼吸机，李先生随后平静地去世。在丧亲后的跟进中，李先生的妻子对于能够根据丈夫的意愿做出医疗决定表示感激，其他家属也因为提前了解了李先生的想法和意愿，在照护他生命最后阶段时感到无憾无悔。

（二）新加坡的情况

自 1996 年《预先医疗指示法》（*Advanced Medical Directive Act*）颁布以来，新加坡开始逐步推广预先护理计划（Advanced Care Planning），这是新加坡对预设照护计划的称呼。2008 年，新加坡通过了《心智能力法》（*Mental Capacity Act*），该法令允许患者指定一名代理人，以便在患者失去决策能力时，由代理人代为处理财务和健康事务。然而，该法令规定代理人无权决定关于生命维持治疗的事宜，如心肺复苏术。因此，需要一种机制来确保尊重那些失去决策能力患者的个人照护偏好。2009 年，新加坡启动了预先护理计划的试点项目。2010 年，新加坡卫生部委托连氏缓和医疗中心（Lien Centre for Palliative Care）制定国家缓和医疗策略，其中包含一个关键目标：确保所有面临生命终末期的患者都能够利用预先护理计划。该策略受到试点项目和国家战略制定的推动，新加坡政府于 2011 年通过护联中心（Agency for Integrated Care）成立了国家预先护理计划指导委员会（National ACP Steering Committee）和国家预先护理计划办公室（ACP National Office）。该委员会和办公室与媒体、艺术团体、医院和国家机构合作，通过多种方式提升医疗和社区专业人士及社会大众对预先护理计划的认知。例如，Drama Box 和 Arts Wok Collaborative 这两个艺术团体就利用多媒体艺术形式来提升社会大众对临终对话和临终规划重要性的认知。截至 2020 年，新加坡已有大约 27000 份正式登记的预先护理计划。实践经验表明，许多患者及其家属在预先护理计划框架下，已经非正式地制订了预先护理计划。

据估计，新加坡有大约 1500 名来自综合医院和 500 名来自社区卫生机构和社会服务机构的预先护理计划协调员（ACP Facilitator）。这些协调员的主要职责是协助个人和家属进行预先护理计划的讨论及开展公共教育。为了成为合格的协调员，他们必须参加培训课程并通过相应的考核。协调员的职业背景十分多样，包括医生、护士、社会工作者、心理咨询师及其他医疗或社会服务专业人士。在一些医院中，协调员将预先护理计划作为其全职工作。

新加坡的预先护理计划分为 3 种类型和阶段：通用预先护理计划（General ACP）、针对特定疾病的预先护理计划（Disease－Specific ACP）及首选预先护理计划（Preferred－Plan of ACP）（表 4－1）。制定完成的预先护理计划将被存入国家电子健康记录系统中，便于医疗团队检索和查阅。同时，计划的持有者也可以根据个人情况的变化，随时更新或删除计划。

表 4－1　新加坡预先护理计划模式

维度	通用预先护理计划	针对特定疾病的预先护理计划	首选预先护理计划
目标对象	健康或患有早期慢性病的成年人	患有进行性、危及生命的疾病，并伴有频繁发作的并发症的患者（如器官衰竭和痴呆症）	有可能在 12 个月内死亡的晚期疾病患者
目的	通常集中在遭遇意想不到的严重神经系统疾病时，导致其永久性残疾后，想要为自己预先做出医疗与照护决定	讨论患者在疾病发展过程中的预期问题，预先做出对应的医疗与照护决定	在晚期疾病的背景下探讨患者的医疗与照护决定

续表

维度	通用预先护理计划	针对特定疾病的预先护理计划	首选预先护理计划
共同内容	深入了解患者个人的价值观、偏好和生活方式； 指定医疗代理人（Nominated Healthcare Spokesperson）：家属、朋友等（可以选择多名医疗代理人）； 征求医疗代理人的意见和看法； 讨论预先医疗指示、持久授权书（Lasting Power of Attorney）和遗嘱		
特定内容	生命维持程度； 舒适照护的个人偏好	以3个情景作为核心进行讨论，从而拟定预先护理计划： 生存机会低的严重并发症； 严重并发症，身体功能或交流能力恢复的可能性很小，需要全面护理； 严重并发症，有严重精神异常，需要全面的护理	生命维持程度（如心肺复苏术）； 营养维持程度（如管饲）； 药物干预程度（如服用抗生素）； 舒适照护的个人偏好； 护理地点； 离世地点

注：如果患者在制订首选预先护理计划时已经有针对特定疾病的预先护理计划，两个计划会有一定的重叠，届时则以首选预先护理计划为准。

新加坡预先护理计划的讨论过程与我国香港地区非常相似，如准备工作与事前沟通是影响预先护理计划最终成败的关键环节。同时，预先护理计划协调员应注重与患者、医疗代理人及医疗团体的整体沟通，而不过度追求医疗和照护决定的选择结果。拟订预先护理计划不是一朝一夕可以完成的事情，协调员必须紧跟患者和医疗代理人的步伐，以他们的价值观、偏好和需求为中心。

六、对预设照护计划的反思及前瞻

预设照护计划是一个涉及多方面因素且复杂的议题。它不仅需要考虑患者在生命终末期的生活质量，还要考虑照护者和丧亲者的经历与适应能力，以及社会对死亡的整体支持态度。预设照护计划的制定仅是一个起点。在启动预设照护计划时，还需考虑适宜的介入时机：启动过早可能会导致患者及其家属难以充分投入，启动过晚则不仅会影响临终关怀工作的实施，还可能导致患者在无法清晰表达意愿的情况下经历紧急情况，家属在强烈的情绪影响下也难以做出理性的决策。此外，不同晚期疾病，如癌症、器官衰竭或慢性衰退性疾病，它们的病程各有特点。因此，启动预设照护计划的时间应根据每种疾病的特性来决定。

在国内外，预设照护计划并没有设定特定的岗位，而是更注重参与者的个人能力和团队合作精神。在个人能力方面，良好的沟通技巧固然重要，但有文献指出，医护人员的态度对于患者及其家属参与预设照护计划的意愿更为关键。团队成员应该发挥各自的专长，紧密协作，以患者为中心分配工作，以便有效提升团队效能。在医疗机构中，医生的领导作用有助于增强团队的凝聚力；医疗决策者若能制定清晰的预设照护计划指导方针，也将有助于临终关怀的实施。不同专科之间的协调配合能够增强预设照护计划的执行力度，特别是对那些考虑接受缓和医疗的患者，这样可以消除他们被原专科放弃治疗的感觉，并促进不同专科共同参与安排患者的临终关怀。有效的协助不仅能让患者及其家属更安心地专注于临终关怀，还能减少治疗过程中的重复和不必要的矛盾。

为了实现高质量的临终关怀，预设照护计划不可被忽视，预设医疗指示是实现预设照护计划的一种工具。临终关怀、预设照护计划和预设医疗指示的关系如图 4－3 所示。

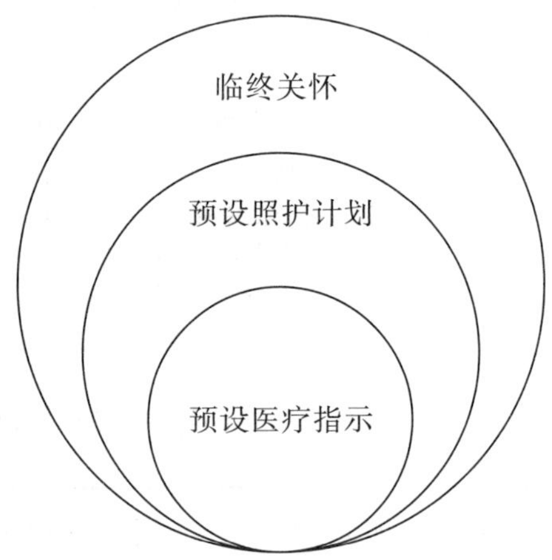

图 4－3　临终关怀、预设照护计划和预设医疗指示的关系

在临终关怀中，预设照护计划并非单向的行为，而是一个涉及多方互动的复杂过程。医护人员不仅要掌握医疗信息，还需提升对患者及其家属心理和文化需求的敏感性，以使预设照护计划更加个性化并贴近患者的实际情况。此外，社会大众对预设照护计划的认知仍然有限，这直接影响到临终关怀措施的实施效果。因此，必须加强对预设照护计划的推广力度，强化生死教育，提高公众意识。

同时，预设照护计划不应仅被视为对患者临终关怀的单一干预手段，它的实施过程对家庭乃至整个社群都具有示范效应。只有精心对待每个病例，推广预设照护计划，提升临终关怀工作质量，预设照护计划才能更好地满足患者及其家庭的需求，同时促进医疗专业人员对临终关怀的理解和实践。

参考文献

[1] JONSEN A R. Dying right in California—the Natural Death Act [J]. Clinical Toxicology，1978，13 (4)：513－522.

[2] 泽佩泰拉. 临床实践中的缓和医疗 [M]. 宁晓红，译. 北京：中国协和医科大学出版社，2017.

[3] SABATINO C P. The evolution of health care advance planning law and policy [J]. The Milbank Quarterly，2010，88 (2)：211－239.

[4] JENNY P，KITZINGER C. PPIW report publication：increasing understanding and uptake of advance decisions to refuse treatment in Wales [EB/OL]. (2016－02－07) [2020－08－04]. http://ppiw.org.uk/ppiw－report－publication－increasing－understanding－and－uptake－of－advance－decisions－to－refuse－treatment－in－wales/.

[5] 刘絮文. 病人的预设医疗指示 [EB/OL]. (2019－06－06) [2020－08－05]. https://www.legco.gov.hk/research－publications/chinese/essentials－1819ise07－advance－healthcare－directives－of－patients.htm.

[6] 香港食物及卫生局. 晚期照顾：迈步向前——有关预设医疗指示和病人在居处离世的立法建议[R]. 2019.

[7] STERCKX S, RAUS K, MORTIER F. Continuous sedation at end of life: ethical, clinical and legal perspectives [M]. Cambridge, UK: Cambridge University Press, 2013.

[8] YAMAMMOTO S, ARAO H, MASUTANI E, et al. Decision making regarding the place of end-of-life cancer care: the burden on bereaved families and related factors [J]. J Pain Symptom Manage, 2017, 53 (5): 862-869.

[9] SUDORE R L, HEYLAND D K, BARNES D E, et al. Measuring advance care planning: optimizing the advance care planning engagement survey [J]. J Pain Symptom Manage, 2017, 53 (4): 669-681.

[10] HICKSON G B, JENKINS D A. Identifying and addressing communication failures as a means of reducing unnecessary malpractice claims [J]. NC Med J, 2007, 68 (5): 362-364.

[11] DETERING K M, SINCLAIR C, BUCK K, et al. Organization and advance care planning program characteristics associated with advance directive completion: a prospective multi-centre cross-sectional audit among health and residential aged care services caring for older australians [J]. BMJ Health Services Research, 2021, 21 (1): 700.

[12] MARTIN J M, SARACIBAR-RAZQUIN M, OLANO-LIZARRAGA M. The experience of family caregivers caring for a terminal patient at home: a research review [J]. Int J Nurs Stud, 2016 (64): 1-12.

[13] BRINKMAN-STOPPELENBURG A, RIETJENS J A C, VAN DER HEIDE A. The effects of advance care planning on end-of-life care: a systematic review [J]. Palliat Med, 2014, 28 (8): 1000-1025.

[14] WRIGHT AA, ZHANG B, RAY A, et al. Associations between end-of-life discussions, patient mental health, medical care near death, and caregiver bereavement adjustment [J]. JAMA, 2008, 300 (14): 1665-1673.

[15] LOVELL A, YATES P. Advance care planning in palliative care: a systematic literature review of the contextual factors influencing its uptake 2008-2012 [J]. Palliat Med, 2014, 28 (8): 1026-1035.

[16] KAWAKAMI A, KWONG E W Y, LAI C K Y, et al. Advance care planning and advance directive awareness among east Asian older adults: Japan, Hong Kong and South Korea [J]. Geriatr Gerontol Int , 2021, 21 (1): 71-76.

[17] CHAN C W H, WONG MM H, CHOI K C, et al. Prevalence, perception, and predictors of advance directives among Hong Kong Chinese: a population-based survey [J]. Int J Environ Res Public Health, 2019, 16 (3): 365.

[18] CHENG H W B. Advance care planning in Chinese seniors: cultural perspectives [J]. J Palliat Care, 2018, 33 (4): 242-246.

[19] HAJIZADEH N, UHLER L M, PéREZ FIGUEROA R E. Understanding patients' and doctors' attitudes about shared decision making for advance care planning [J]. Health Expect, 2015, 18 (6): 2054-2065.

[20] ZHANG N, NING X H, ZHU M I, et al. Attitudes towards advance care planning and healthcare autonomy among community-dwelling older adults in Beijing, China [J]. Biomed Res Int, 2015: 453932-10.

[21] CHEUNG J T K, AU D, IP AH F, et al. Barriers to advance care planning: a qualitative study of seriously ill Chinese patients and their families [J]. BMC Palliat Care, 2020, 19 (1): 80.

[22] 王心茹，绳宇. 慢性病患者预立医疗照护计划准备度及其影响因素的研究 [J]. 中华护理杂志，2020，55 (7)：1049—1054.

[23] HU L, CHU Q, FAN Z, et al. Discussion of advance care planning on end-of-life decisions with lung cancer patients in Wuhan, China: attitude, timing and future directions [J]. Intern Med J, 2021, 51 (12): 2111—2118.

[24] GREUTMANN M, TOBLER D, COLMAN J M, et al. Facilitators of and barriers to advance care planning in adult congenital heart disease [J]. Congenit Heart Dis, 2012, 8 (4): 281—288.

[25] YUEN S K, SUEN H P, KWOK OL, et al. Advance care planning for 600 Chinese patients with end stage renal disease [J]. Hong Kong J Nephrol, 2016, 19: 19—27.

[26] CHENG S Y, LIN C P, CHAN H Y, et al. Advance care planning in Asian culture [J]. Jpn J Clin Oncol, 2020, 50 (9): 976—989.

第五章　临终关怀实践

【学习目标】

1. 了解临终及临终患者的概念、临终关怀的研究内容及内涵。
2. 熟悉死亡的三个阶段。
3. 掌握临终患者的常见症状及其应对措施。
4. 掌握临终关怀中的医学伦理问题。

【关键词】

临终；临终患者；临终关怀；医学伦理；器官捐献

第一节　临终关怀概述

一、临终及临终患者

（一）临终的概念

临终是指疾病晚期或意外事故导致人体主要器官的生理功能衰竭，且无法通过现有的医疗技术治愈，死亡即将发生的过程。死亡是生命过程中不可避免的自然规律，它标志着人的本质特征的消失，是机体生命活动和新陈代谢终止的终点。死亡的本质是个体自我意识的消逝，是生命过程的一部分，代表着个体生命活动的永久结束。

传统上，呼吸和心跳的停止是判断死亡的标准。随着医学科技的进步，这些传统的死亡判断标准受到了挑战。对于心肺功能停止的患者，现在可以通过药物或机械方式进行生命支持，甚至可以通过器官移植技术来替换衰竭的器官。现代医学证据表明，即使心跳停止，大脑、肾脏和肝脏等器官可能仍然存活，只要大脑功能保持完整，生命活动就有可能恢复。因此，医学界逐渐倾向于采用脑死亡作为判断死亡的新标准，认为一旦脑功能不可逆地停止，生命活动便无法恢复。

（二）临终患者概述

1. 临终患者的定义。临终患者也可称为临终者，指所有晚期临终阶段及濒死的患者。在临终关怀的语境中，所谓的临终患者主要指那些患有在当前医学技术条件下被判定为无法治愈的疾病，且病情持续恶化，预计在6个月内可能去世的患者。这一定义也涵盖了人因年老而生命自然走向终结的情况，即通常所说的“老死”。

2. 临终患者的范围。临终患者都是诊断明确、治愈无望、估计生存期在6个月内的患者，其中大部分是癌症患者，也包括其他一些预后不良疾病的晚期患者，如艾滋病，运动神经元疾病，心脏、肺、肝脏、肾脏等器官晚期疾病患者。临终患者主要可以分为以下几类：①癌症末期患者；②脑卒中并发危及生命的并发症者；③衰老并伴有多种慢性病、全身情况极度衰竭者；④严重心肺疾病失代偿期病情危重者；⑤多器官衰竭病情危重者；⑥其他处于濒死阶段者。

二、临终患者的常见症状

当患者走向生命中的最后一个阶段时，身体会发生一些变化，但并不是每位患者都会有同样的变化，有些症状可能不会出现，也不是所有的症状都会在同一时间出现。

临终患者的常见症状及其原因和应对措施见表5-1。

表5-1 临终患者的常见症状及其原因和应对措施

常见症状	原因	应对措施
吞咽困难	身体多器官衰竭	顺其自然，不必强迫进食；注意口腔卫生
濒死喉声	喉肌无力，伴有呼吸道分泌物增加	头偏向一侧，必要时予以吸痰
睡眠增多	身体多器官衰竭	陪伴，沟通，支持
视觉、听觉、味觉的改变	神经系统功能衰退	提供舒适、安静的环境；适时陪伴和沟通
皮肤苍白、湿冷，肌肉松软，盗汗	血液循环变慢、周围血管收缩	做好保温、保暖
意识改变、烦躁不安	神经系统功能衰退或生理因素，如疼痛、缺氧等	安抚患者，紧握他的手，与之温柔对话，回忆过去或做最后的告别
大小便失禁	肛门及膀胱括约肌松弛	使用尿垫或成人纸尿裤，维持患者的清洁舒适
出现幻觉	血液循环变慢，脑部缺氧	保持镇定，尝试理解患者的意思；注意安全，预防患者坠床或受伤
呼吸变化或呼吸暂停	呼吸系统衰竭	呼吸停止的重要征兆，做好心理准备

三、死亡的三个阶段

死亡不是生命的骤然结束，是一个逐渐进展的过程，医学上一般把死亡分为三个阶段。

1. 濒死期：死亡过程的起始阶段，生命活动的最后阶段。在这一阶段，患者主要表现为神经系统功能明显抑制，反应变得迟钝、意识模糊不清、视力减退，但听觉可能仍然存在。此外，还可能出现体温下降、四肢变冷、心跳减弱、血压降低和呼吸微弱等症状。濒死期可能持续较长时间。

2. 临床死亡期：又称躯体死亡期或个体死亡期，是濒死期进一步发展的阶段。此时在宏观层面上，人的整体生命活动看似已经停止，但在微观层面，组织的代谢过程仍在微弱地进行。这一阶段的典型表现包括心跳和呼吸的停止、各种生理反射的消失、瞳孔散大等，尽管如此，体内的组织细胞可能仍有短暂的微弱代谢活动。临床死亡期是死亡过程中相对可逆的阶段，如果在此阶段能够获得及时有效的急救措施，患者的生命有可能被挽救。然而，这一阶段的可逆时间通常仅为5～6分钟，如果超过这个时间限制，大脑将遭受不可逆的损伤。

3. 生物学死亡期：这是死亡过程的最终阶段，此时从人的大脑皮质开始，直至整个神经系统及其他组织和器官都已进入不可逆的死亡状态，整个机体生命活动完全停止，无法复活。

四、临终关怀的定义和内涵

临终关怀是为了满足临终患者及其家属的需求而产生和发展起来的照护模式。临终关怀是由社会各类人员（医生、护士、社会工作者、志愿者及政府和慈善团体人士等）组成的团队，为临终患者提供生理、心理、社会和灵性等方面的全方位照护，目的是帮助临终患者舒适平静和有尊严地离世。同时，临终关怀的照护对象也包括患者家属，使其身心健康得到维护和增强。

（一）WHO对临终关怀的界定

WHO对临终关怀提出6项标准：

1. 肯定生命的价值，同时接受死亡作为自然生命过程的一部分。

2. 临终关怀旨在不加速也不拖延死亡，既不实施安乐死，也不在临终时进行无效且可能导致患者产生痛苦的医疗干预，如心肺复苏或生命维持措施。

3. 致力于尽可能减轻患者的痛苦和身体不适，提供症状管理和舒缓治疗。

4. 支持患者，帮助他们在临终前保持尽可能高的生活质量。

5. 综合考虑并提供心理、社会及灵性层面的照护，以全面满足患者的需求。

6. 为患者的家属提供支持，帮助他们在患者临终期间及患者去世后的哀悼过程中做出适当的情感和实际调整。

（二）临终关怀和安乐死的区别

生、老、病、死是人生常态，死亡标志着生命活动的最终阶段。临终关怀致力于维护临终患者的生命尊严，并注重提升他们的生活质量。临终关怀与安乐死在减轻临终患者的身心痛苦、确保其尊严和舒适地离世方面有相似之处。然而，它们之间存在明显的区别：安乐死侧重于尊重个体死亡的尊严，可能涉及主动终止生命的措施。相比之下，临终关怀更侧重于提升患者的生命尊严，关注患者及其家属的内心体验和感受，不涉及主动结束生命的行为。

（三）临终关怀的内涵

日本安宁疗护之父——大阪大学柏木哲夫教授，用 HOSPICE 七个英文字母作字头，引申出 7 个词语，很贴切地体现了临终关怀的内涵。

1. Hospitality（亲切）：以亲切的态度面对患者及其家属，乃至所有的工作人员。在缓和医疗病房里特别强调医护人员要不慌不忙地坐在病床边，视线尽量与患者同高，亲切地与患者进行交谈沟通。

2. Organized Care（团队照护）：临终关怀团队包括医生、护士、社会工作者、宗教人员、心理咨询师、药剂师、营养师、行政人员、义工等。

3. Symptom Control（症状控制）：临终患者最需要控制的症状包括疼痛、恶心、呕吐、食欲不振、便秘、腹胀、肠闭塞、咳嗽、失眠、排尿障碍、焦虑、沮丧等，这些都需要临终关怀团队全心对待，以减低患者的痛苦为目标，而不是以治愈疾病、延长生命为目标。

4. Psychological Support（灵性支持）：患者及其家属的沮丧、忧郁、失眠或愤怒、怨恨，都需要临终关怀团队的协助和支持。灵性支持往往更能解决患者及其家属的这类问题，帮助他们渡过此困境。

5. Individualized Care（个人化照护）：以患者为中心的照护，不但要减少患者的痛苦，而且需要设法完成患者的心愿。

6. Communication（沟通）：临终关怀团队与患者及其家属要经常沟通、交换意见。家属与患者更需要亲密沟通，沟通内容包括交代后事，乃至珍重道别。

7. Education（教育）：不但患者及其家属需要接受教育，社会大众甚至医护人员，都需要接受教育，让更多的人能够了解、认同与支持临终关怀的工作。

五、临终关怀的特点

临终关怀与常规医疗照护相比，有以下特点。

1. 服务对象：临终关怀的服务对象是临终患者，这些患者通常在身心上都遭受着疾病的严重折磨，因此他们更加需要关怀和全面的身心照护。

2. 服务目的：临终关怀的服务目的不是治愈疾病，而是提供以患者为中心的全面照护。重点在于控制患者的症状、减轻疼痛、实施姑息治疗，并给予患者全面的关怀和支持。

3. 服务理念：临终关怀着重于维护患者的生命尊严和价值，不是以延长生命为目标，而是致力于提升患者生命最后阶段的生活质量，真正体现对患者的深切人文关怀，并确保患者保持着生命的尊严和价值。

4. 服务措施：临终关怀特别关注临终患者及其家属的需求，重视临终患者的心理和情感需求。除了缓解身体上的痛苦，还尽可能在条件允许的情况下满足患者的个人需求，并在必要时寻求社会支持。同时，为患者家属提供相关服务，关注并帮助临终患者的家属，给予他们关怀和安慰，帮助他们更好地应对丧亲和逐渐从悲伤与痛苦中恢复。

5. 服务模式与团队构建：临终关怀拥有特殊的服务模式和专业团队。常见的模式包括专门的临终关怀机构、综合医院中的临终关怀部门及在社区内设立的家庭病床等。服务团队主要由医护人员组成，并包括社会工作者、志愿者等多方人员，共同为患者提供综合性的照护和支持。

六、临终关怀的研究内容

临终关怀面向的是具有特殊需求的群体，其研究重点通常集中在临终患者，旨在探索这些患者及其家庭的需求，维护患者临终时的生命尊严，并为其家庭提供全面的支持和服务。临终关怀的研究内容涵盖以下几个主要方面。

1. 生死教育：作为临终关怀实施的重要组成部分，生死教育旨在帮助临终患者减轻或消除对死亡的恐惧，学习如何面对和准备接受死亡。对于患者家属而言，生死教育有助于他们学会如何面对亲人的去世，缩短悲伤的持续时间，并减轻悲伤的程度。

2. 临终关怀的具体内容：包括临终关怀团队的构成与培训，临终关怀的运作模式、组织管理与执行方法，以及临终关怀与其他学科的交叉和协作等具体而精细的议题。

3. 临终患者及其家属的需求：研究如何维护患者的权利，满足他们的生理和心理需求，包括日常生活照护、心理支持、症状管理，尤其是疼痛控制。同时，尽可能实现患者的最后愿望，减轻其精神上的痛苦。对于家属，提供相应的照护指导和悲伤辅导。

4. 遗体护理与善后服务：包括对遗体的清洁、擦洗及后续的善后处理工作。在此过程中，需要特别注意始终保持对死者的尊重，避免随意搬动或暴露遗体，严格按照规程认真处理。在处理过程中，应保持庄重，避免不适当的言行。同时，妥善保管死者的遗物和遗嘱，确保及时将其转交给家属。对于家属，提供情感支持，理解他们的悲痛，并给予他们适当的宣泄机会，耐心劝导家属适当表达悲伤。

第二节　临终关怀中的医学伦理问题

一、医学伦理的原则

在《备急千金要方》第一卷《大医精诚》中，孙思邈提出医道是“至精至微之事”。他强调习医之人必须“博极医源，精勤不倦”“凡大医治病，必当安神定志，无欲无求，先发大慈恻隐之心，誓愿普救含灵之苦”“见彼苦恼，若己有之”。同样，护理学的先驱弗洛伦斯·南丁格尔（Florence Nightingale）也曾提出：“医院首先应具备的条件就是不伤害生病的人。”现代医学伦理的基本原则就包括尊重、有利、公正、不伤害。

（一）尊重

尊重原则要求医护人员尊重患者及其所做出的理性决定。尊重患者不仅意味着提供帮助和指导，必要时也包括限制患者做出可能有害的选择。医生在协助患者选择治疗方案时，应提供准确、易于理解、适量且有助于增强患者信心的信息。当患者的自主选择可能对其生命构成威胁时，医生应积极引导患者做出最有利于其健康和福祉的选择。对于缺乏或丧失决策能力的患者，如婴幼儿、儿童、严重精神疾病患者或智力严重低下者，其决策权应由家属或法定监护人代为行使。

（二）有利

有利原则强调医护人员的诊疗行为应以维护患者利益、促进健康、增进幸福为目标。根据这一原则，医护人员的行为应确实对患者有益，且需满足以下条件：患者确实患有疾病，医护人员的行为与缓解患者的疾苦直接相关，该行为有可能有效地缓解患者的疾苦，患者从治疗中获得的益处不会对他人造成过大的损害。

（三）公正

公正原则指出，社会中的每个个体都应享有平等合理地获取卫生资源的权利，以及公平参与卫生资源分配和使用的权利。在医疗实践中，公正不仅体现为形式上的平等，更关键的是实质内容的平等。

（四）不伤害

不伤害原则是医护工作中的基本原则，要求在诊疗过程中避免对患者的身心造成损伤。一般而言，只要是医疗上必要的、属于医疗适应证范围内的诊疗手段，都符合不伤害原则。然而，如果诊疗手段对患者无益、不必要或属于禁忌，而医护人员有意或无意地强制实施，导致患者受到伤害，则违背了不伤害原则。

不伤害原则并非绝对，因为即便是符合适应证的检查和治疗，也可能给患者带来生理或心理上的不适。例如，为了确诊而进行的肿块穿刺活检，虽然目的是明确诊断，但这一过程可能会对患者的心理和身体造成一定的影响，并且存在无法百分之百确诊的风险。

二、临终关怀的伦理意义

临终关怀具有特殊的伦理意义，具体体现在以下三方面。

（一）体现了对生命的终极关怀

临终关怀致力于向患者提供深切的爱心、关怀与理解，尊重他们的权利与尊严，并为患者及其家属提供全天候的服务。作为一项社会公益事业，临终关怀已经吸引了越来越多的社会力量参与其中，这不仅是医学领域人道主义的深化与提升，也反映了社会对生命尊严的尊重和对弱势群体的关怀。临终关怀的目标是确保逝者无憾、生者无悔，让逝者安详、生者安心。

（二）体现了人的生命神圣、质量和价值的统一

临终关怀确保患者在生命即将结束时得到应有的关爱和照护，减轻身体上的痛苦，提升生活质量。在舒适和温馨的医疗环境中，患者能够感受到来自家人和医疗团队的温

暖，享受生命的最后时光，重视生命的内在价值和质量。

（三）体现了人类文明的进步

尊老爱幼是我国的传统美德。随着越来越多的个人和团体参与到临终关怀中帮助临终患者，这不仅提高了社会敬老和孝老的意识，也是人类社会文明进步的象征。

我们有理由相信，每个人在生命的最后时刻都希望得到尊严的照护，希望在家人和临终关怀团队的陪伴下，以安详、宁静的方式，有尊严地离开人世，平和地与这个世界告别。

三、临终关怀的伦理困境

晚期疾病患者因病情复杂且进展迅速，其治疗决策会随着疾病的变化而有显著不同。由于临终患者的生存期有限并面临死亡的威胁，他们可能会因为自身需求未得到满足或表达而遭遇伦理困境。我们鼓励在医学伦理原则的指导下，认真对待每次伦理决策。

世界各国在推广缓和医疗的过程中，发现在实际照护中经常出现与伦理原则相关的诸多问题。例如，临床医生难以准确预测患者的生存期，以及是否应该告知患者病情的真相；如何确定镇痛药物、肠内外营养支持的适当使用时机；无法准确了解意识不清患者的需求和整体满意度等问题。以下将结合医学伦理原则和基本框架，对这些伦理困境进行分析和探讨。

（一）是否告知真实病情

在传统观念中，家属和临终患者之间往往对病情保持隐瞒和沉默，家属也经常要求医护人员不要向临终患者透露病情真相，以免对患者造成伤害，剥夺他们的生存希望。这种情况导致许多临终患者无法参与到关乎自己治疗措施的决策中，严重影响了患者的照护和治疗。在日本，是否告知患者真相是一个受到重视的问题。Aoki 等的研究表明，知道自己诊断和预后的患者，其住院时间可以显著缩短，同时发现告知真相对患者未来生活安排极为重要。Okazaki 等的研究也发现，了解自己真实病情的患者，其心理症状显著减少。Seo 等的研究也指出，大多数医护人员根据自己的临床经验，认为告知患者真实病情对其后续治疗有益。

在临床实践中，家属虽然明白告知患者真实病情的好处，但可能由于找不到合适的时机或心理准备不足，而选择与患者一同保持沉默，这给临床医患沟通带来了障碍，影响了患者的照护质量和治疗。

针对这一问题的解决策略因文化背景而异。第一种策略是首先与患者家属沟通，鼓励他们告知患者病情，这被认为是一种较为有效的方法。第二种策略是告知家属患者得知病情真相后可能出现的情绪反应，并支持家属接受患者的病情和预后，帮助家属减轻焦虑，并指导他们如何为患者提供必要的支持。在临床上，大多数患者在得知病情真相后可能会经历短暂的抑郁阶段，但最终大多数患者能够自我调整以适应现状。第三种策略是以直接而温和的方式与患者讨论他们的病情，以了解患者对自己病情的了解程度。

通常可以通过以下两个问题来询问患者："您认为自己可能患了什么病?""您愿意了解更多关于这个疾病的信息吗?"第一个问题可以帮助医护人员了解患者对自己病情的了解程度，而第二个问题则可以探知患者了解病情的意愿，无论患者是否希望了解，我们都可以通过这种方式尊重患者了解自己病情的愿望。

《中华人民共和国医师法》第二十五条明确规定，医师在诊疗活动中应当向患者说明病情、医疗措施和其他需要告知的事项。需要实施手术、特殊检查、特殊治疗的，医师应当及时向患者具体说明医疗风险、替代医疗方案等情况，并取得其明确同意；不能或者不宜向患者说明的，应当向患者的近亲属说明，并取得其明确同意。

尽管有相关法律文件的支持，但在临床实践中，仍有一些家属要求不告知患者本人病情，甚至要求不要告知患者年老的配偶等。在这种情况下，医护人员需要将家属的要求记录在病历中，并签署相应的医疗文书。

（二）预设照护计划的重要性

当患者步入生命的最后阶段，家属常常会面临"继续抢救与否"的心理冲突。一方面，采取如心肺复苏、气管插管等抢救措施可能增加患者的痛苦；另一方面，如果放弃抢救，家属可能会感到自己在道德上未能尽责，对患者有所亏欠。同时，医护人员在尽职尽责地使用现有医疗手段为患者提供服务的同时，有时也会将患者的死亡视为医疗上的一种失败。然而，无论医疗技术如何进步，都有其局限性；人的生命同样是有限的。实现善终是社会共同追求的目标。家属如何更有效地陪伴患者，帮助他们平静地接受现状，以及如何减轻患者在心理、生理、社会和灵性层面的痛苦，是我们在面对临终患者时必须考虑的问题。

患者应有权参与决定在疾病晚期是否采取心肺复苏、气管切开、呼吸机辅助等有创或无创的抢救措施。这需要患者在与家属和医护人员进行充分沟通后，签署相应的医疗文件，最常见的就是预设照护计划。尽管医生可能无法精确判断患者生命的终点，有时仍需采取抢救措施，但如果判断患者无法恢复意识或自主呼吸，医生可以根据之前与患者及其家属沟通的结果，避免采取有创的抢救措施，以减轻患者的痛苦。允许患者预设照护计划，可以让他们参与到生命最后时刻的决策中，有助于减少医疗实践中的伦理困境。

（三）关于营养支持的争议

实际上，任何疾病晚期患者所经历的症状，如疲劳、食欲不振、体重下降等，都与营养摄入有关。尽管医疗团队全力以赴，但改善效果往往并不明显，这也可能成为医患关系紧张的潜在因素。

尽管对于恶病质患者的营养支持，如管饲和静脉营养的有效性存在争议，但仍有不少临终患者及其家属对此抱有期望。他们的愿望与临终关怀团队的专业评估之间存在显著差异。为了促进医患之间的有效沟通，增进双方对临终患者营养代谢状况、营养支持的使用及其效果的理解至关重要。

早期的临床研究提出，积极地治疗营养不良可以改善癌症患者的并发症和抗癌效果。然而，后续的多项研究表明，对于癌症末期患者，积极提供营养支持并未能延长其生存期或改善抗癌效果。Koretz 在文献回顾中指出，对于已经出现恶病质的癌症末期患者，积极的营养支持并未改善其生存期或抗癌效果，甚至未能减轻抗癌治疗的毒性反应。动物实验甚至显示，不恰当的过度营养支持可能促进肿瘤生长。

对于临终患者，如何减轻其痛苦并在这一基础上提升生活质量极为重要。遗憾的是，过去的研究发现，无论是肠内还是肠外的营养支持都未能改善患者的恶病质状况。强迫性的经口或肠外营养补充，甚至是静脉营养，实际上都可能增加患者的身体负担，加剧其痛苦，甚至可能引发更多症状。如果未能充分理解癌症末期患者的营养代谢特征，关于是否提供营养支持的决定可能会给患者、患者家属和医护人员带来困惑。

研究发现，近 40%的癌症末期患者在住院期间会遇到进食困难的问题。临床上需要首先评估进食困难的原因，如食物类型是否适宜、提供时间是否恰当、是否存在口腔疾病及其他生理和心理因素。部分患者通过清洁口腔、调整食物类型和提供时间，以及细致入微的照护，通常能够在一段时间内继续经口摄取一定量的水分和食物。根据病情需要，适当使用增进食欲和促进肠蠕动的药物，也能减少患者对管饲和静脉营养的依赖。在这些照护过程中，食物的摄入有时还能提高患者的生活质量。

调查表明，癌症末期患者的家属常常认为提供静脉营养是对患者的关怀和尽孝的表现。在这种情况下，医护人员可以向家属介绍其他表达关怀和尽孝的方式，如身体接触、安抚、亲吻、交谈，以及对患者过往坚强经历的肯定和赞扬。对于有宗教信仰的患者及其家属，可以提供宗教仪式，如念经或听经，这不仅能安慰患者，也能稳定家属的情绪。

从伦理角度来看，对癌症末期患者进行营养支持的选择，只要是出于减轻患者痛苦、提高生活质量的考虑，而非以缩短生存期为目的，都是符合医学伦理的积极做法。癌症末期患者有权决定自己的治疗方案，包括是否进行心肺复苏等。预设照护计划也是一个可行的选择。这要求医护人员接受伦理方面的培训，并教育和引导患者家属，以帮助患者实现善终。

（四）缓和镇静治疗的困境

国内外医护人员在对癌症末期患者的照护实践中发现，许多患者的症状难以得到有效缓解，现有的治疗方法仍会导致患者承受巨大痛苦，并且预计在短期内难以显著改善，这些情况符合“难以控制的症状”的定义。针对癌症末期患者难以控制的症状，常常需要采用镇静剂治疗，以往称为“末期镇静”，现在逐渐采用“缓和镇静治疗”这一术语，以避免与结束生命的医疗行为相混淆。

文献资料显示，癌症末期患者难以控制的症状的发生率相当高。意大利国家癌症研究中心对居家患者的调查发现，52%的癌症末期患者因难以控制的症状需要使用镇静剂，其中呼吸困难和疼痛的发生率较高，肺癌、胃肠道癌和头颈部癌的患者更为常见。Fainsinger 等对缓和医疗病房进行的回顾性研究显示，在 100 位患者中，有 6 位在去世前因疼痛使用了镇静剂，10 位因躁动和妄想使用了镇静剂。美国国家安宁照护研究显示，在 269 位癌症晚期患者中，有 25%的患者在去世前 2 天遭受严重疼痛，28%的患者出现呼吸困难。Portenoy 等的调查发现，近 1/3 的癌症末期患者需要通过镇静治疗来控制疼痛。

台湾大学医学院附设医院缓和医疗病房的研究显示，死亡前使用缓和镇静治疗的患者占 27.9%，主要用于控制躁动、呼吸困难、疼痛和失眠等难以控制的症状。在接受缓和镇静治疗的患者中，有 52.9%对药物治疗表示满意。在告知使用镇静剂方面，22.9%的情况是患者和家属都同意，50.0%的情况仅有家属同意。医生对缓和镇静治疗的使用感到满意的占 71.4%，88.6%的家属认为患者应该接受缓和镇静治疗，67.1%的家属对治疗效果表示满意。使用镇静剂组和未使用镇静剂组患者从住院到死亡的平均天数在统计学上没有显著差异（使用镇静剂组平均为 28.49 天，未使用镇静剂组平均为 24.71 天）。

我国关于癌症末期患者难以控制的症状使用缓和镇静治疗的研究较为有限。对于临终患者难以控制的症状是否采用缓和镇静治疗，一直是医护人员和家属面临的困扰，这需要医护人员、患者及其家属共同参与、共同决策。

（五）居家照护的困境

进入 21 世纪，随着人口老龄化、家庭结构缩小及慢性病患者数量的增加，全球范围内对患者的照护模式正逐渐从家庭照护转向医院或专业机构照护。这一趋势在临终患者的照护乃至离世地点的选择上同样显著。例如，在美国，超过 80%的患者选择在医疗机构中离世；在英国，选择在家中离世的癌症患者比例明显下降；在南澳大利亚地区，仅有 14%的患者选择在家中离世；在日本，选择在医疗机构中离世的患者比例增加到了 80%。我国台湾地区的趋势也与之相似，患者在医院机构中离世的比例正在上升。

然而，这种趋势是真实反映了大众的意愿，还是由于医疗体系的不足或社会环境的限制而不得不做出的妥协？McWhinney 等的调查显示，近 60%的患者希望在家中离世，但其中一半的患者未能实现这一愿望。美国的研究发现，几乎所有受访患者都希望在家中迎接生命终结，但只有 55%的患者能够如愿。在日本，有 58.95%的民众表示希望在家中离世。在我国台湾乡村，民众更倾向于在熟悉的环境中等待生命的最后时刻。临终患者未能实现这一期望的原因值得深究。台湾大学医学院附设医院缓和医疗病房对临终患者不愿出院的原因进行的调查显示，患者及其家属担心病情突然恶化不知如何应对、认为住院照护服务优于居家照护、家中人力不足缺乏照护、在医院中感到更安全、住院提供的医疗服务更便捷舒适等是主要原因。调查还提出了相应的解决策略，如提供再入院保证、转介安宁疗护服务、指导家属如何照护患者、协助寻找看护资源、转入安养中心、考虑转院及明确住院治疗的目的等。

针对临终患者居家照护的困境，我国台湾地区的研究建议：一是建立一个整合协调的照护机制，为临终患者提供住院、居家及长期照护服务；二是提升社区照护能力，加强社区医护人员的照护技能，并引入充足的社区支持系统；三是加大对居家照护可行性及其重要性的宣传力度。这些建议对我国大陆地区的医疗体系同样具有借鉴意义。

总之，临终患者的医疗照护涉及众多伦理争议。医护人员必须认真学习并提升伦理决策的素养与能力，同时熟悉相关法律法规。在努力解决这些伦理问题的过程中，加强医患沟通，发挥创造性思维，寻找更多解决问题的方法。这些智慧和努力将有助于提升患者在生命终末期的生活质量，帮助他们实现善终。“活着，是最好的礼物；善终，是最美的祝福。”缓和医疗不仅是对生命终极价值的尊重，也是对无悔无憾生活哲学的探索。

第三节　临终与器官捐献

中国人体器官捐献管理中心数据显示，截至2023年7月，我国已有46634名公民实现了器官捐献，包括肝脏、肾脏、眼角膜、心脏、肺、胰腺、小肠等。这种善举让生命突破了生与死的界限，延续了逝者的生命，也为他人带来了新生，真正体现了“生命不曾远去，大爱永留人间”的奉献精神。

一、关于器官捐献的一些常见问题与答疑

1. 什么是器官捐献？

当一个生命不幸离去时，根据本人或其家属意愿，将其功能良好的器官捐献给因器官衰竭急需器官移植的患者，挽救他人生命，让生命得以延续。

2. 哪些器官可以捐献？

肝脏、肾脏、心脏、肺、胰腺、小肠、眼角膜等。

3. 器官捐献者须具备什么样的基本条件？

当生命不可挽救时，达到潜在捐献状态。潜在捐献者一般年龄不超过65岁，原则上无HIV感染、无癌症病史（除原发性脑肿瘤）者都可捐献器官。最终能否捐献由医学专家评估后决定。

4. 如何表达捐献意愿？

年满18周岁的完全民事行为能力人，愿意身故后无偿捐献器官者，可填写中国人体器官捐献志愿登记表。

5. 捐献登记方式有哪些？

（1）通过微信公众号“中国人体器官捐献”上的“报名登记”窗口进行登记。

（2）登录中国人体器官捐献管理中心网站进行网上登记。

（3）到当地红十字会器官捐献管理机构，填写并递交中国人体器官捐献志愿登记表。

登记完成，将获得中国人体器官捐献志愿登记卡（实体或电子）。

6. 捐献意愿可以改变吗？

如果您的捐献意愿发生改变，随时可以变更或撤销捐献志愿登记。

7. 成为人体器官捐献志愿登记者，一定能实现捐献意愿吗？

完成捐献志愿登记，仅是您器官捐献意愿的表达。最终实现捐献，要等到生命结束，通过严格的医学评估并征求直系亲属的共同同意。

8. 人体器官捐献志愿登记信息会被泄露吗?

人体器官捐献志愿登记信息会被严格保护，只有因工作需要并在获得授权的情况下，工作人员才能接触到登记者的个人信息。

9. 签署器官捐献志愿登记表，一旦遇上意外，医护人员会放弃救治吗?

拯救生命是每位医护人员的天职，无论是否表达过器官捐献的意愿都不会影响患者得到应有的抢救和治疗。

10. 如何送出这份厚重的生命礼物?

当生命不可挽救时，如果本人生前未明确表示过不同意捐献器官，可启动器官捐献程序。

首先要经过严格的医学评估，如果适合器官捐献，将核实志愿登记信息，同时征求父母、配偶及子女三代直系亲属意见，如果直系亲属不同意，将不能进行器官捐献。

无论本人生前是否器官捐献志愿登记者，都要以书面的形式征求直系亲属意见。直系亲属在人体器官捐献确认登记表上共同或委托代表进行签字。

达到捐献条件，要经过死亡判定专家按照严格的死亡判定标准及程序做出死亡判定。

器官获取医生根据捐献意愿实施器官获取。

获取器官由中国人体器官分配与共享计算机系统（COTRS）分配给相匹配的器官衰竭患者，以便进行移植。医生会严格按照外科手术标准缝合患者遗体，并恢复遗容遗貌，在场全体人员默哀缅怀捐献者。

11. 因器官捐献而产生的费用需要由捐献者家属承担吗?

凡捐献者去世后因器官捐献而产生的费用，均无需家属承担。

12. 捐受双方是否可以了解对方信息?

根据我国现行政策，在捐献者和接受者之间采取双方互不知晓信息的“双盲原则”。如果双方需要，相关工作人员会告知捐献者家属有关器官接受者手术后的康复情况，并可作为捐受双方的纽带，传递关怀。

13. 只同意捐献某个器官而非全部器官，其他器官会被摘取吗?

公民逝世后启动器官捐献程序，人体器官捐献协调员会与捐献者直系亲属确认捐献意愿，在器官获取的手术过程中，医生将严格按照家属意愿进行获取，红十字会的工作人员会见证全过程。

二、我国公民逝世后器官捐献流程

我国公民逝世后的器官捐献流程主要包括捐献评估、捐献确认、器官获取、器官分配、遗体处理、缅怀纪念、人道救助等。

（一）捐献评估

当潜在捐献状态出现后，如果本人曾经登记过器官捐献意愿或家属有捐献意向，可以由家属或医院的主管医生联系所在医院的信息员或人体器官捐献协调员，并上报省级人体器官捐献管理机构。

开展器官捐献的省级人体器官捐献管理机构派器官获取组织（Organ Procurement Organization，OPO）协调员和评估小组前往潜在捐献者所在医院开展工作，所在地红十字会应派协调员予以协助。

尚未开展器官捐献工作的省份若发生潜在捐献案例，省级红十字会应向中国人体器官捐献管理中心上报，由中国人体器官捐献管理中心协调其他已开展器官捐献工作的省级人体器官捐献管理机构协助完成后续工作。

（二）捐献确认

经评估，潜在捐献者符合器官捐献相关标准，在所在地红十字会协调员见证下，由捐献者直系亲属填写中国人体器官捐献登记表，捐献者的配偶、成年子女、父母均应签字确认，或委托代表签字确认。如有直系亲属因特殊情况不能到场签字，应有书面或者影音形式的授权委托资料。

OPO协调员负责收集捐献者的户口本、身份证（出生证明）、结婚证、死亡证明及其配偶、成年子女、父母的身份证、户口本等资料复印件，整理归档，上报捐献者所在医院伦理委员会和省级人体器官捐献管理机构。

（三）器官获取

在捐献确认工作完成后，由OPO协调员联系OPO实施器官获取，获取中国人体器官捐献登记表中同意捐献的器官或组织。所在地红十字会协调员见证器官获取过程。

（四）器官分配

获取的器官按照《中国人体器官分配与共享基本原则和肝脏与肾脏移植核心政策》等相关法规政策，通过中国人体器官分配与共享计算机系统分配。

器官移植完成后，由OPO协调员或器官移植定点医院收集器官接受者的相关资料，填写中国人体器官捐献完成登记表，向省级人体器官捐献管理机构报告，省级人体器官捐献管理机构上报中国人体器官捐献管理中心。

（五）遗体处理

从事人体器官获取的医护人员应当尊重捐献者的尊严，对获取器官完毕的遗体，应当进行符合伦理原则的医学处理，除捐献的器官（组织）外，应当恢复遗体原貌。

对于有遗体捐献意愿的捐献者，由协调员协助联系遗体接收站；对于没有遗体捐献意愿或不符合遗体接收条件的捐献者，由所在医疗机构在征得捐献者家属同意后将其遗体移交殡葬管理部门，按照殡葬管理有关规定就近火化，协调员协助完成善后事宜。

（六）缅怀纪念

器官获取手术前，所在地红十字会协调员组织参与获取的医护人员向捐献者默哀致敬；捐献完成后，省级人体器官捐献管理机构向捐献者家属颁发中国人体器官捐献荣誉证书，将捐献者的信息记录在器官捐献纪念碑、纪念林、纪念馆或纪念网站上，并为捐献者家属提供缅怀亲人的场所，组织开展悼念活动，缅怀和纪念器官捐献者。

（七）人道救助

各省（区、市）根据中国人体器官捐献管理中心制定的相关政策并结合当地经济发展情况制定对贫困捐献者家庭的人道救助办法。器官捐献者的配偶、成年子女、父母或其委托代理人可向省级人体器官捐献管理机构书面提交困难救助申请，省级人体器官捐献管理机构对其家庭贫困情况评估核定后，给予一定的经济救助。

中国公民逝世后器官捐献流程见图5－1。

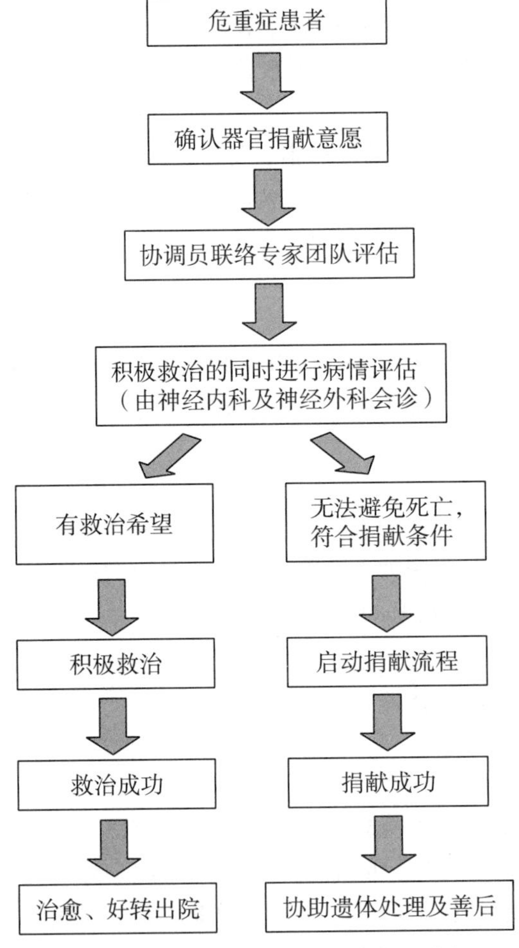

图5－1　中国公民逝世后器官捐献流程

参考文献

[1] BEAUCHAMP T L，CHILDRESS J F. Principles of biomedical ethics [M]. 4th ed. New York：Oxford University Press，1994.

[2] BRADSHAW A. The spiritual dimension of hospice：the secularization of an ideal [J]. Soc Sci Med，1996，43（3）：409－419.

[3] KINZBRUNNER B M. Ethical dilemmas in hospice and palliative care [J]. Support Care Cancer, 1995, 3 (1): 28-36.

[4] CHIU T Y, HU W Y, CHEN C Y. Prevalence and severity of symptoms in terminal cancer patients: a study in Taiwan [J]. Support Care Cancer, 2000, 8 (4): 311-313.

[5] CHIU T Y, HU W Y, HUANG H L, et al. Prevailing ethical dilemmas in terminal care for cancer patients in Taiwan [J]. J Clin Oncol, 2009, 27 (24): 3964-3968.

[6] AOKI Y, NAKAGAWA K, HASEZAWA K, et al. Significance of informed consent and truth-telling for quality of life in terminal cancer patients [J]. Radiat Med, 1997, 15 (2): 133-135.

[7] OKAZAKI N, YOSHIMORI M, OHTA H, et al. Mental influence of telling true diagnosis to terminal cancer patients [J]. Gan no Rinsho, 1989, 35 (3): 331-334.

[8] SEO M, TAMURA K, SHIJO H, et al. Telling the diagnosis to cancer patients in Japan: attitude and perception of patients, physicians and nurses [J]. Palliat Med, 2000, 14 (2): 105-110.

[9] CHIU T Y, IU W Y, CHENG S Y, et al. Ethical dilemmas in alliative care—a study in Taiwan [J]. Medical Ethics, 2000, 26 (5): 353-357.

[10] HU W Y, CHIU T Y, CHUANG R B, et al. Solving family-related barriers to truthfulness in cases of terminal cancer in Taiwan [J]. Support Care Cancer, 2002, 25 (6): 486-492.

[11] WHO. Cancer pain relief and palliative care [M]. Geneva: WHO, 2002.

[12] CHIU T Y, HU W Y, CHUANG R B, et al. Nutrition and hydration for terminal cancer patients [J]. Support Care Cancer, 2002, 10 (8): 630-636.

[13] DEWYS W D, BEGG C, LAVIN P, et al. Prognostic effect of weight loss prior to chemotherapy in cancer patients . Eastern Cooperative Oncology Group [J]. Am J Med, 1980, 69 (4): 491-497.

[14] SMALE B, MULLEN B, BUBY G, et al. The efficacy of nutritional assessment and support in cancer surgery [J]. Cancer, 1981, 47 (10): 375-381.

[15] ISEL B, VALDIVIESO M. Protection against chemotherapy toxicity in Ⅳ hyperalimentation [J]. Cancer Treat Rep, 1978, 62 (8): 39-43.

[16] KORET R. Parenteral nutrition is oncologically logical? [J]. J Clinical Oncology, 1984, 2 (5): 34-38.

[17] MCCANN R M, HALL W J, GROTH-JUNCKER A. Comfort care for terminally ill patients: the appropriate use of nutrition and hydration [J]. JAMA, 1994, 272 (16): 1263-1266.

[18] WALLER A, HERSHKOWITZ M, ADUNSKY A. The effect of intravenous fluid infusion on blood and urine parameters of hydration and a state of consciousness in terminal cancer patients [J]. Am J Hospice Pallia Care, 1994, 11 (6): 2-7.

[19] FAINSINGER R L, BRUERA E. When to treat dehydration in a terminally ill patient? [J]. Support Care Cancer, 1997, 5 (3): 205-211.

[20] MCCORMICK R. Vive la diffe'rence! Killing and allowing to die [J]. Am J Nurs, 1997, 177 (18): 6-12.

[21] American Medical Association. Current opinions of the council on ethical and judicial affairs [M]. Chicago: American Medical Association, 1986.

[22] CHERNY N I, PORTENOY R K. Sedation in the management of refractory symptoms: guidelines for evaluation and treatment [J]. J Palliat Care, 1994, 10 (2): 31-38.

[23] FAINSINGER R, MILLER M, BRUERA E, et al. Symptom control during the last week of life

on a palliative care unit [J]. J Palliat Care, 1991, 7 (1): 5-11.

[24] MOR V, MORRIS J, GOLDBERG R, et al. The effect of treatment setting and patient characteristics on pain in terminal cancer patients: a report from national hospice study [J]. J Chron Dis, 1986, 39 (1): 27-35.

[25] CHIU T Y, HU W Y, LUE B I, et al. Sedation for refractory symptoms of terminal cancer patients in Taiwan [J]. J Pain Symptom Manage, 2001, 21 (6): 467-472.

[26] BROCK D B, FOLEY D J. Demography and epidemiology of dying in the US with emphasis on deaths of older persons [J]. Hospice J, 1998, 13 (1-2): 49-60.

[27] TOWNSCEND J, FRANK A O, FENONT D, et al. Terminal cancer care and patients, preference for place of death: a prospective study [J]. BMJ, 1990, 301 (6749): 415-417.

[28] HUNT R W, BOND M J, GROTH R K, et al. Place of death in South Australia: patterns from 1910 to 1987 [J]. Med J Aust, 1991, 155 (8): 549-553.

[29] MCWHINNEY I R, BASS MJ, ORR V. Factors associated with location of death (home or hospital) of patients referred to a palliative care team [J]. CMAJ, 1995, 152 (3): 361-367.

[30] GROTH-JUNCKER A, MCCUSKER J. Where do elderly patients prefer to die? Place of death and patient characteristics of 100 elderly patients under the care of a home health care team [J]. J Am Geriatrics Soc, 1983, 31 (8): 457-461.

[31] HU W Y, CHIU T Y, CHUANG R B, et al. Why Taiwanese hospice patients want to stay in hospital: health-care professionals'beliefs and solutions [J]. Supportive care in cancer, 2004, 12 (5): 285-292.

[32] 孙慕义，边林. 医学伦理学 [M]. 4 版. 北京：高等教育出版社，2022.

[33] 王明旭，赵明杰. 医学伦理学 [M]. 5 版. 北京：人民卫生出版社，2018.

[34] 丁维光，肖健. 医学伦理学 [M]. 北京：科学技术文献出版社，2018.

[35] 周逸萍，单芳. 临终关怀 [M]. 北京：科学出版社，2018.

[36] 姚树桥，杨艳杰. 医学心理学 [M]. 7 版. 北京：人民卫生出版社，2018.

[37] 蔺晓贤. 21 世纪中国临终关怀事业展望 [J]. 浙江中医学院报，2001，25 (6)：73-74.

[38] TRIPATHY S, ROUTRAY P K, MISHRA J C. Intensive care nurses' attitude on palliative and end of life care [J]. Indian J Crit Care Med, 2017, 21 (10): 655.

[39] HUI D, ARTHUR J, DAL S, et al. Quality of the supportive and palliative oncology literature: a focused analysis on randomized controlled trials [J]. Support Care Cancer, 2012, 20 (8): 1779-1785.

[40] EL-JWAHRI A, GREER J A, TEMEL J S. Does palliative care improve outcomes for patients with incurable illness? a review of the evidence [J]. J Support Oncol, 2011, 9 (3): 87-94.

[41] DOYLE D, Woodruf R. The IAHIPC manual of palliative care [M]. 2nd ed. Houston: IAHPC Press, 2008.

[42] LATIMER E J. Ethical decision-making in the care of the dying and its applications to clinical practice [J]. J Pain Symptom Manage, 1991, 6 (5): 329-336.

第六章 生命的边界

【学习目标】

1. 了解“生命”与“死亡”的内涵，生死教育的重要性，掌握生命的三重内涵。

2. 熟悉生死教育的核心议题。

3. 了解丧失与悲伤的概念，明确丧失与悲伤的内涵。

4. 掌握面对丧失与悲伤时自我调适的简要方法。学会对丧失与悲伤进行分类，了解正常悲伤反应的心路历程，对异常悲伤反应具有一定的辨别处置能力。

5. 熟悉丧失与悲伤的反应，熟悉悲伤理论，能够运用悲伤理论解释丧失与悲伤事件。

6. 了解灵性及灵性照护在缓和医疗中的意义和作用，掌握灵性和灵性照护的定义。

7. 学会将生死教育、悲伤辅导、灵性照护纳入缓和医疗实践中。

【关键词】

生死教育；生命尊严；悲伤辅导；灵性照护；护理理论；伦理

第一节 生死教育的意义

一、认识生与死

研究生死问题的知名学者路易斯·波伊曼（Louis Pojman）在《生与死：现代道德困境的挑战》中提到一则笑话——我经常在我的哲学课堂上问学生：“你们有多少人相信死后有来生?”通常会有99%的人举手。然后我问他们：“有多少人相信你们死后会上天堂?”大约有同样数目的人会举手。然后我问：“有多少人相信天堂里有无限的幸福，而不像这个腐败的世间?”所有的手都举起来了。“有多少人愿意现在就去这个美妙的地方?”我问。这时通常没有人会举手。

这与其说是一则笑话，不如说是一种真实的人性表达。我们对生的“迷恋”永远无法回避一个事实——“凡人皆有死”。正是死的不可拒性，让我们看到生的有限与审视人生的必要。

生命的完整历程涵盖了从出生到死亡的每个阶段。传统上，人们对于出生和死亡的过程往往感到无从干预，甚至认为出生是一个自然而简单的事件。然而，随着医学科技的飞速发展，现代社会中的生与死变得复杂而充满选择。生物科技的进步不仅极大地拓展了我们对生命的认知，也赋予了我们更多的选择权。例如，我们通过辅助生殖技术实现生育，甚至面临着克隆技术带来的挑战。这些新兴的选择引发了一系列伦理问题，包括如何界定父母的角色、如何规范父母与子女之间的伦理关系，以及克隆人与自然人应如何共存。

对于死亡，现代医疗技术已经能够使处于植物状态的患者维持生命数十年，器官移植成为常规手术，而安乐死在技术上也不再是难题。然而，这些进步同样带来了伦理上的挑战：我们是否应该允许实施安乐死？如何决定器官移植的优先顺序和选择标准？随着医疗技术的不断成熟，我们需重新审视生与死的意义，并认真面对随之而来的法律和伦理问题。

（一）生命神圣与生命品质

人类对生命的理解因文化背景而异。对生命价值的关注是伦理问题的出发点，也是探讨其他问题的根基。基于对生命价值的认识，我们提出了生命品质的概念，它不仅关乎生命的存在，更涉及人对生命的自我意识及存在方式的抉择。正是这种自我意识和选择的可能性，激发了伦理问题的产生。从生命品质的角度来看，人的价值来源于理性的自我意识或感受快乐的能力。生命本身具有不可替代的价值，是一切其他价值产生的基础。人类的生命不仅仅是一种生理存在，还具有伦理维度，这突显了人类生命的特殊性。

（二）生命的三重内涵

生命不仅仅是指实体性的生理生命。我国学者郑晓江提出了生命的三重内涵：血缘性亲缘生命、人际性社会生命和超越性精神生命。血缘性亲缘生命构成了人类生命的物质基础，是实现社会生命和精神生命的前提。而人际性社会生命和超越性精神生命则更能反映人类生命的本质。亲缘生命和社会生命都在伦理关系中形成，精神生命的追求不仅体现为创造力，还表现为对生命不朽性的追求。

根据郑晓江教授的观点，亲缘生命的最高追求是健康成长，社会生命的最高追求是和谐与幸福，而精神生命的最高追求则是丰富与创新。人们通过精神生命的创造力，能够超越死亡。正是人的伦理自觉和规范建构，成就了人性的最初指向和人间的幸福秩序。

（三）生命伦理学

1. 生命伦理学的内涵。

根据美国《生命伦理学百科全书》的定义，生命伦理学是一种跨学科、跨文化的研究方法。它运用伦理学原理来研究生命科学和医疗保健领域的伦理问题，这些问题包括道德观点、决策、行为和政策等。生命伦理学特别关注在生物科技背景下出现的伦理问题，如生命延续、胎儿筛查、器官移植等。随着科学知识的增加，我们能够更准确地预测行动的后果，这迫使我们做出道德决策，如患有严重遗传病的夫妇是否应该生育。生命伦理学还涉及资源的公平分配问题，如辅助生育技术、器官衰竭患者的器官替代等。医学伦理学的传统原则之一是“不伤害原则”，但在某些情况下，如关闭脑死亡患者的呼吸机、不抢救存活希望渺茫的严重缺陷新生儿，以及因供体肾不足导致的肾衰竭患者死亡，这些行为是否构成对患者的“伤害”，都是生命伦理学所关注的问题。

沈铭贤将生命伦理学划分为五个研究领域：理论生命伦理学、临床生命伦理学、研究生命伦理学、政策及法制生命伦理学、文化生命伦理学。理论生命伦理学关注理论层面的阐释，临床生命伦理学涉及临床各科和护理中的伦理问题，研究生命伦理学关注生命科学和医学研究中的伦理问题，政策及法制生命伦理学涉及管理和制度层面的伦理问题，文化生命伦理学研究文化与生命伦理的关系。这五个领域基本涵盖了生命伦理学的主要范围。

生命伦理学与生死伦理学并不完全相同。生命伦理学主要关注现代生物技术的伦理问题，而生死伦理学更侧重于人的生活主题，关注生活的本源。生死伦理学涉及不同时代背景下技术对生活的影响，直接关注的是生活本身。生物技术对现代人的生活产生了广泛而深刻的影响，因此生死伦理学在研究生物技术因素方面具有重要意义。然而，生死伦理学并不等同于医学伦理学或生物技术伦理学。如果进行比较，它更接近于生命伦理学中的文化生命伦理学，尽管两者的问题视角和关注点存在差异。

2. 生命伦理学议题的现代特性。

在《生命伦理学》一书中，邱仁宗将“生命伦理学”的议题归纳为生殖技术、生育控制、遗传和优生、有缺陷的新生儿、死亡和安乐死、器官移植、行为控制、政策和伦理学等主题。而在《生命伦理学前沿问题研究》一书中，程新宇教授探讨的“生命伦理问题”主题包括生殖技术、安乐死、基因干预、器官移植、人体试验等，这表明生命伦理学有其大致确定的关注议题。从日常生活行为伦理学的视角重新审视生命伦理学，我们可以看到关于生命伦理学的现代议题，如试管婴儿、代孕母亲等生殖技术问题将得到新的诠释和解读，人们更多讨论其与伦理问题的关联性，而不仅仅是医学科技的界定与争议性。

生命伦理学的议题之所以具有现代特性，是因为它们大多以现代医疗科技为背景。例如，没有现代医学的发展，人工授精、体外受精等生殖技术是无法实现的。生殖技术，用通俗的话来说，即“非自然生殖”，即在医疗科技干预下的生殖方式。自然生殖下的父母子女关系相对简单，生殖技术协助下产生的父母子女关系则变得复杂，由此产生的伦理问题也变得更加多样化。医生可能更多地关注生殖技术的改进与安全保障，而伦理学家则关注生殖技术背景下产生的伦理挑战。

（四）死亡的平等性

无论个人的社会地位如何，生命的终结对每个人而言都是不可避免的。从最终的意义上讲，死亡对每个人都是平等的，尽管死亡的时间和方式可能复杂多变。生命本身充满了选择和可能性，而死亡则是一个不可更改的终点。然而，在到达这个终点之前，我们拥有丰富的选择和机会去体验生活。死亡促使我们反思生命的意义，并激励我们珍惜生活中的每一刻。萧乾先生曾说，死亡让他认识到生命的宝贵和短暂，他不再被表象迷惑，而是更加深刻地理解了生命的本质。

死亡在一定程度上是令人畏惧的，因为它代表着终结。然而，它也促使我们更清晰地审视生命的意义，反思人类社会的价值观。死亡涉及许多议题，如如何定义死亡，以及死亡是否可以是安详的。现代社会的急救技术使得一些原本被认为致命的情况有了逆转的可能，这使得死亡的判定变得更加复杂。安乐死引发了伦理争议，它是一种基于个人尊严的选择，但同时也触及了“自杀”这一敏感话题。对于绝症患者，是否可以选择安乐死，以及社会是否能接受这种选择，都是极具争议的问题。缓和医疗是一种旨在解决安乐死伦理问题的缓解方案，它不仅关注患者的身体痛苦，还提供心理辅导和灵性支持。

死亡是人类最普遍、最确定但也最难以理解和面对的事件。在传统社会中，人们对死亡有着各种忌讳。然而，在现代社会，死亡成为最具争议的话题之一，如自杀。尽管本书避免讨论医学伦理的技术性争论，但对于死亡的定义确实存在复杂的争议。判断一个人是否已经死亡比判断一个人是否活着更加困难。在传统社会中，无论是生还是死，在技术判定上并没有太多争议，因此相对容易达成共识。然而，随着现代医疗技术的发展，许多绝症被克服、顽症被治愈，医生对病理的了解更深入，通过仪器可以更清楚地判断病情，这些“奇迹”不断上演，如器官移植、早产儿存活、传染病的根除及植物人状态的维持等。然而，人们对医疗的期望远远超过了医疗技术的进步，许多疾病依靠现代医疗技术仍无法完全治愈。随着医疗技术的进步，死亡的界定将变得更加不确定。例如，有些癌症曾被认为是绝症，大多数生命终末期患者面临着生命的告别，但也有治愈或存活下来的案例。同样，一些被诊断为植物人的患者最终恢复了意识，这些奇迹在没有现代医疗手段的帮助下是无法实现的。医学技术的进步使得人们对死亡的判定变得更加复杂，即使对医生来说，也很难做出判断。因为许多争议是在不同医学背景的医生之间产生的，采取不同的标准可能“决定”一个人的生死。由于死亡是不可逆转的，面对关乎生命的重大事件，死亡的判定变得极其困难。

（五）死亡标准：从心死到脑死

心搏和呼吸曾是判定死亡的标准，即便在现代社会，这些标准仍然被采用。例如，1951 年美国《布莱克法律词典》将死亡定义为“血液循环完全停止，呼吸和脉搏停止”。医学上通常以心搏、呼吸和血压的消失作为死亡的判定标准，尤其是心搏的消失。

然而，这种以心脏活动为标准的死亡判定在某些特殊情况下遇到了挑战。例如，在身首异处的情况下，心脏可能仍在跳动，按此标准，个体仍被视为活着。在 1952 年美国肯塔基州的 Grey Swayer 案中，法院面临的难题是如何判定遗产的继承者，因为涉及的两位当事人中，一位脉搏很快停止，而另一位则身首异处。此外，在非洲南部的卡拉哈里沙漠，心搏停止的人们被埋葬在浅墓中后，有多人从墓中苏醒并爬出。1962 年苏联物理学家兰道遭遇车祸后心搏停止，但经过抢救后复活，并且之后他还经历了 3 次心脏停搏后复苏，直至1968年才最终去世。这些案例对传统的“心死”标准提出了挑战，而现代生物技术和医疗抢救技术的发展，如呼吸机、人工心脏和器官移植等，进一步加剧了这一挑战。对于脑部严重受损的患者，即使心脏仍在跳动，通常也被认为已经死亡。在心脏手术中，为了保护脑功能，医生会有意让心肺功能暂时停止。许多心肺功能暂时停止的个体可以通过抢救恢复生命。此外，对于那些使用人工心脏的个体，尽管他们原本的心脏已经停止跳动或被替换，但他们仍然被认为是活着的。

随着现代医疗技术的发展，传统的“心死”标准逐渐显得过时。一方面，先进的医疗技术为濒临死亡的患者提供了更多的救治机会；另一方面，现代生物技术促使我们重新思考什么构成了真正的“人”。生命的界定不再仅仅依赖于心脏活动、血液循环和呼吸等生理指标，而是更多地考虑个体的“意识”，即脑神经活动。因此，1968年，美国哈佛医学院特设委员会发布了一份报告，将“死亡”定义为不可逆的昏迷状态，或称脑死亡。具体标准包括无感受性和反应性、无运动和呼吸活动、无反射，以及脑电图呈平坦直线。这些测试需要在24小时内多次进行，并且结果必须一致。

然而，哈佛医学院的脑死亡标准也引发了学者激烈的讨论。例如，一些符合脑死亡标准的患者可能仍保持正常的血压、脉搏和呼吸，又该如何对待这些患者，是否可以宣布他们已经死亡？此外，在技术层面上，判定脑死亡的标准是全脑死亡还是大脑皮质死亡也存在差异。大脑皮质死亡意味着个体的意识基本上已经消失，但从全脑死亡的视角来看，不可逆昏迷或植物状态的患者仍被认为是活着的。有报道称，一些植物人状态的患者能够存活长达37年之久。

尽管学界关于脑死亡标准在细节上存在争议，但总体上，它代表了与“心死”标准相比的一次重大范式转变。这些争议部分反映了医学界的谨慎态度，同时也体现了现代社会的人道主义考量，如在器官移植的最佳时机选择和患者家属的治疗期望等问题上的考虑。一旦确定了患者死亡，将会引发不同的治疗决策。当然，在实际操作中，还需要综合考虑患者的具体情况、医院的救治能力及家庭的具体条件。但从宏观层面来看，脑死亡标准的提出综合了患者、患者家属和现代医疗技术等多方面因素，并隐含了现代社会对“人”和“自我”认知的深化。

二、生死问题研究与生死教育研究

生与死作为人生的基本现象，激发了人们对其深层意义的探索。生死观念成为哲学领域的核心议题，贯穿于哲学发展的整个历史。无论是在西方还是在我国，对生死议题的探讨都有着深远的传统。尽管如此，生死问题直到近年来才逐渐形成一个独立的研究领域。学术界对生死问题的研究呈现以下特点：首先，生死问题作为一个独立研究领域是近年来才兴起的，这体现在死亡哲学、生死哲学、生死学、死亡教育、生死教育、生死智慧等概念的提出。其次，关于生死问题的表述存在一定的模糊和交叉，如死亡学、生死学与生命教育之间在内容上有所重叠。我国学者在引入西方的死亡学时，加入了生命的维度，逐渐拓展到生死教育的领域。

（一）死亡学与死亡哲学

死亡学是一门研究与死亡相关的行为、思想、情感和现象的学科。它从多角度探讨死亡议题，包括死亡的原因、生命与死亡的意义、临终者的内在体验、丧亲者的哀悼过程、丧葬习俗、生命伦理学问题、临终患者及其家属的照护与服务（如缓和医疗和安宁疗护）、不同宗教的生死观，以及生死教育的实施等。

死亡哲学则是一种与宗教、生物学、医学、心理学和伦理学等具体科学不同的哲学思考。它不具体讨论临床死亡、死亡的生理现象、护理、安乐死、器官移植、死刑等议题，也不从社会心理学角度探讨个体与群体的死亡问题。相反，死亡哲学使用哲学概念和范畴，全面而形而上学地审视与死亡相关的事实和现象。它涉及死亡的必然性与偶然性、终极性与非终极性、有限性与无限性、个体性与群体性、自由与必然性等形而上学问题。

（二）生死学

生死学是由傅伟勋教授在1993年提出的研究领域。与死亡学相比，生死学更为综合和广泛。它不仅关注死亡本身，还关注生命的意义、生命的价值、生命的转变和生命的延续等方面。生死学的研究领域跨越哲学、心理学、社会学、宗教研究等多个学科，旨在更全面地探讨生死的意义和影响。傅伟勋教授深入理解西方的死亡学和现代生命医学伦理问题，并将死亡学重新定义为生死学，探讨了现代生死问题的意义。此后，郑晓江教授也对生死学进行了研究，基于儒释道的哲学智慧，提出了“生死智慧”和“善死与善终”的概念。他通过“生死互渗”和“三重生命”的理念帮助人们认识和平静面对死亡，同时珍惜和善待生命，推动了生死教育研究的发展。

（三）生命教育与生死教育

生命教育是一种全面的人本教育，涵盖了从出生到死亡的整个生命过程及其中的各个方面。它不仅关注人的生存与生活，也关注人的成长与发展，更触及人的本性与价值。在我国，各大中小学校都开展了生命教育相关课程，旨在引导儿童、青少年和大学生从小探索生命的意义，尊重和珍惜生命的价值，热爱并发展自己独特的生命。当前，生命教育的概念已经扩展，包括伦理教育、宗教教育、生死教育、健康教育、生涯教育、性别教育和环境教育等多个方向，这些内容已经超越了学术界对“生死问题”的讨论，更多地向应用和教育实践的方向发展。

生死教育包括悲伤辅导、安宁疗护、死亡观的培养、丧失与丧亲的处理等，旨在帮助人们处理悲伤、提供临终照护，并促进社会对死亡和丧失的支持。在我国台湾地区，教育实践中引入了生死教育，开设了“生死学”和“生死教育”等课程，具体内容包括：

1. 提供与死亡和临终相关的事实，使学习者获得正确的知识和信息。
2. 认识死亡与文化之间的关系，了解不同文化对死亡的不同理解。
3. 了解与死亡系统相关的人员角色及该系统的运作情况，包括医疗服务、丧葬仪式和费用等信息。

4. 协助获取有关死亡和临终过程、悲伤、丧失等方面的信息。

5. 了解与死亡相关的特殊议题，如安乐死、自杀等伦理问题。

生死教育的目标是培养积极的生死观念，帮助人们有效应对死亡，促进人们对生命的尊重和珍惜。生死教育不局限于个人层面，也涉及社会层面的关怀和改善。它强调社会对死亡和丧失的支持和理解，如对丧葬和哀悼的社会风俗、生命伦理难题的探讨，以及不同宗教信仰对生死的看法。

总之，死亡学、生死学和生死教育是相互关联的领域，它们共同探讨和研究生命和死亡的多个方面。这些领域的演进使我们能够更全面地理解和面对生命和死亡，促进个人和社会的发展。

第二节　维护生命尊严

缓和医疗不仅仅关注疾病本身，更关注疾病背后的个体，将患者视为具有独特生活和价值的完整人。因此，缓和医疗服务不应仅围绕疾病本身，而应全面关照患者的身体、心理、社会和灵性需求。尽管在实施过程中可能会遇到一些障碍，但这种理念的转变体现了现代医疗服务的进步，以及人道关怀的深化。如何尊重、照顾生命终末期患者，成为缓和医疗的重要议题。

关于缓和医疗对象（特别是生命终末期患者）的生命尊严，以下四个方面需要被重视：伦理层面的知情同意和人格尊严、医疗层面的沟通互动、护理层面的灵性照护、分享层面的自主决策。这四个方面共同强调了对患者“内心世界”的关注和尊重。无论是维护患者的人格尊严，还是提供有效的沟通互动；无论是关照患者的灵性需求，还是促进心理的和解，都旨在尊重和安抚患者的“内心世界”。

一、知情同意和人格尊严

如何处理患者的医疗诊断信息是首要的问题。对于如“临终”这样的坏消息，我们常常犹豫是否应该告知患者，这涉及患者的知情同意权。在这个阶段，患者家属经常会感到纠结。如果照护者和医护人员自身也陷入心理纠结，则很难提供安宁和平静的照护服务。我们通常只关注患者本身，却忽视了照护者与患者之间的互动和共建。我们应该超越“好坏”的简单判断，回归到生老病死的自然生命过程。我们应该提前面对并练习如何接受死亡，以克服恐惧心理，获得内心的安宁和生命的尊严。缓和医疗需要一个预备阶段，不应等到医生宣布生命终结时才紧急介入。缓和医疗的核心在于对生命的自主和自觉。如果一个人在生活中缺乏对自己和他人的关爱和反思，那么在临终或死亡时想要维持生命尊严将是困难的。如果一个人一生中充满怨恨、计较和焦虑，只在生命终末期追求安宁将是困难的，或者其意义也有限的。

本节虽然聚焦于生命终末期的缓和医疗，但我们应看到整个生命的连续性，而非其中孤立的片段。生命终末期缓和医疗的重要性在于关注服务对象的整个生命状态，而不仅仅是技术和照护技巧。传达诊断信息的复杂性因人而异，有些人能够接受，而有些人则不能。这不仅是患者面对死亡的态度问题，更是面对生命的态度。对于生老病死，人们往往缺乏自觉，明知每个人都将面对死亡，却难以接受自己也将死去的事实。在这种情况下，知情同意权可能不是最重要的问题，更重要的是考虑对患者的人格尊重和无伤害原则。

无论患者是否能接受，我们都需要努力帮助他们参与治疗决策，给予患者希望，以实现缓和医疗的目标。在这个过程中，医患关系至关重要，其重要性甚至超过了患者的知情同意权。医患之间的沟通和协调，以及患者家属与医护人员之间的沟通和协调都极为关键。患者家属常常感到焦虑，并期待医护人员能给予他们更多的关心，但他们可能会感觉到医护人员的匆忙和疏离，从而容易产生不满。在这种状态下，任何误解都可能引发冲突。实际上，许多误解源于对生命过程和医护人员工作压力的不理解。了解医护人员的处境可以帮助患者家属理解医护人员，这有助于改善沟通和协调。为了患者的利益，我们应该增进相互了解，否则生命终末期的缓和医疗可能难以实现，患者的尊严也可能受到影响。

二、沟通互动

患者的积极参与是治疗成功的关键因素，它对于维护患者的生命尊严至关重要。生命尊严并非外界赋予，而是源自个人的行为和选择，包括以善意对待他人和自我关怀，这需要自我意识和自主决策。在治疗过程中，医护人员恰当地把握治疗的分寸同样重要。尽管医疗技术不断进步，但它并不能完全满足人们的心理预期，特别是在处理生命的复杂性方面。

提前制定生前预嘱不仅是对自己和家人的尊重，也是维护生命尊严的一种方式。通过努力平衡医疗干预与个人心理预期，我们可以更好地帮助患者实现个人的生命尊严。这样的过程要求医护人员与患者及其家属进行充分的沟通，确保治疗计划既符合医学标准，又尊重患者的个人选择和价值观。

三、灵性照护

身体、心理、社会和灵性的全面照护是护理工作中的一个重要议题。在生命终末期，除了缓解身体痛苦和延长生命之外，我们更应该关注患者的心理和灵性需求。人类之所以独特，不仅在于我们的心理和思维能力，还在于我们对信仰和精神寄托的追求。在医院环境中，身体和社会层面的问题通常由医护人员和家属来照护，而心理和灵性层面的需求却往往被忽略。当一个人的身体遭遇疾病时，其心理和灵性的需求变得更加重要。

心理交流是一项复杂的任务，它涉及建立信任、进行有效沟通和深入交流。我们往往只能看到人们选择展示给我们的一面，而难以了解他们内心的真实想法和困惑。与患者进行心理交流的目的不是满足好奇心或窥探隐私，而是提供一种深层次的心理支持，以建立深度的信任关系，实现真诚的分享，从而为患者带来安慰和放松。这种心理层面的照护比症状治疗更为复杂，因为医护人员常常缺乏时间，而患者家属可能缺乏意识、时间或能力来进行这样的交流。这一层面的照护极为重要，却常被忽视。

灵性照护的复杂性更甚，它涉及的层面比心理活动更深。患者的灵性需求经常被忽视，因为人们对信仰的看法各不相同，甚至完全相反。在无宗教信仰的人看来，患者的灵性需求可能被误解为无意义的言语，这可能造成极大的心理伤害。信仰对个人而言通常是神圣不可侵犯的，但对他人来说可能难以理解或接受。患者往往处于被动状态，不愿自己的信仰被误解或亵渎，因此他们可能隐藏自己的灵性需求。在这种情况下，照护者的理解和支持变得尤为重要，他们应更多地帮助患者满足其灵性上的需求。如果照护者和患者有共同的信仰，可以有更多的互动；如果没有共同信仰，应尽量提供帮助同时尊重患者的信仰，这是非常体贴的做法。对于有宗教信仰的人来说，如果他们的灵性需求得不到满足，治疗和护理将很难取得成功，患者也不会感到尊严和安宁。只有通过参与信仰活动，他们才能得到精神上的慰藉和心灵的平静。因此，只有全面照护到个体的身体、心理、社会和灵性需求，我们才能真正谈论生命的尊严。

四、自主决策

生命终末期患者不应仅被视为被动接受照护的对象，他们对于许多重要事项拥有自主决策权。这些自主决策权对于维护患者的生命尊严至关重要。例如，在灵性层面，涉及个人恩怨的化解、宽恕和忏悔；在身体层面，涉及器官捐赠和移植的决定；在财产层面，涉及债务处理和遗产分配等，都需要患者本人根据自己的意愿自主做出选择。

在灵性层面，我们应为患者创造条件，帮助他们解决内心的纠葛，寻求宽恕和进行忏悔。这可能包括家庭成员间的和解、朋友间的误解澄清，以及患者对自己行为的愧疚感和忏悔。这些深刻的个人事务必须由患者本人处理，代为决策会削弱这些行为的价值和意义。

在身体层面，患者应有权自主决定是否进行器官捐赠或移植。这一决定应在患者清醒且意愿明确时提前做出，以确保其选择得到充分尊重和执行。

在财产层面，患者应自主决定如何处理自己的财产和债务。患者家属可以提供善意的提醒和建议，帮助患者考虑包括慈善捐赠在内的各种财产分配方案，以确保遗产能够用于有益的用途。

通过关注并尊重患者在身体、心理和灵性层面的需求和选择，我们可以帮助他们以一种有尊严和体面的方式继续在生活中发挥作用。生命终末期患者通过这些自主决策展现了生命的尊严，他们的生命故事和选择值得我们尊重和学习。

第三节　悲伤辅导

一、丧失与悲伤概述

丧失是生命旅程中不可避免的一部分，每个人都会体验到与外界事物的联系与断裂。丧失的表现多种多样，无论是轻微的日常丧失，如遗失物品；还是重大的生命事件，如亲人的离世，都构成了不同层面的丧失。有些丧失是可以预见的，如毕业意味着学生时代的结束；而有些丧失则是突如其来的，如因车祸导致的残疾。丧失既有具体的形态（如失恋带来的情感打击），也有象征性的意味（如考试失败后自信的受挫）。它可以是直接的（如失业带来的职业中断），也可以是间接的（如失业后随之而来的经济来源丧失和自尊心的损害）。不论丧失的类型如何，它都代表着个体失去了对自己具有重要意义的一部分，标志着一种依附关系的终结。丧失会引发悲伤，对个人的日常生活、工作、人际关系及个人成长造成不同程度的影响。

因此，我们需要全面地理解丧失，正确地看待悲伤，并通过适当的悲伤辅导帮助个体重新整合生活，促进其成长和发展。这要求我们不仅要关注悲伤者的情感需求，还要提供社会支持和心理资源，帮助他们适应丧失后的生活，找到前进的方向和力量。

（一）丧失的概述

1. 丧失的形态。丧失可以从过程和结果两个维度分为五种基本形态：必然性丧失、偶然性丧失、无形性丧失、自我状态丧失和终极性丧失。必然性丧失是个人成长过程中不可避免的，如婴儿断奶或学生毕业。偶然性丧失是由突发事件或自然灾害引起的身心伤害。无形性丧失指失去自由的状态，如监狱中的服刑人员。自我状态丧失是指如考试失败导致自信心受损，或表演失败引起的内疚和羞愧。终极性丧失是生命终末期患者面对即将到来的生命终结的情况。

2. 丧失的过程。丧失通常会经历震惊、否认、悲伤感形成和重建整合的过程。个体在面对丧失事件时可能会感到震惊，难以接受现实。随后，他们可能会通过否认来保护自己，表现出恍惚和迷茫。然而，这是一种暂时的防御机制。当个体逐渐意识到丧失的事实时，他们可能会经历沮丧、痛苦、悲伤、愤怒、无助、空虚、忧愁和罪恶感等复杂情绪。这些情绪的表现因个体的接受能力和个性特征而异。随着时间的推移，经历丧失的个体开始接受事件的真实性，情绪逐渐稳定。他们开始重新评估丧失事件对个人生命的意义，并着手重新整合资源，建立新的人际关系，开启新的生活篇章。

3. 丧失的应对。丧失常常被忽视，由其引发的悲伤也未得到应有的关注。我们必须正视丧失，并及时处理与之相关的情绪。经历丧失事件的个体应该找到适当的方式，表达由丧失事件引发的痛苦、伤感、内疚、愤怒和罪恶感，让这些情绪得到妥善处理。如果持续回避丧失事件，不积极应对，长期累积可能导致病理性悲伤，严重影响生活质量。个体应以理性的态度接受丧失，真诚地理解所发生的事情及其给自己带来的情感影响。同时，应在情感层面上接受丧失，而不是逃避。

（二）悲伤的概述

丧失引发的悲伤是一个恢复和成长的过程，而非一种静态状态。悲伤是对失去生命中重要的人或事物的自然反应，表现为生理、心理、情绪和行为上的持续性且个性化反应。悲伤是对丧失的一种本能抗拒，是一种试图否认其真实性的自我保护机制。

1. 悲伤的特征。首先，悲伤是一个治愈的过程，随着时间的推移和个人的主动适应，悲伤的强度会逐渐减轻；其次，悲伤是一个动态变化的过程，没有固定的模式或预设的终点；再次，悲伤的表现因人而异，受个体的性别、经历、性格特征和文化背景等因素的影响；再其次，悲伤对个体的日常生活、自我认知、生命意义和幸福感有着广泛的影响；最后，悲伤的表达具有文化相关性，不同文化背景下的悲伤表达方式各不相同，如东方文化中的悲伤表达往往更为内敛，而西方文化中的悲伤表达则更为直接和外放。

2. 悲伤的分类。悲伤可以分为正常悲伤和病理性悲伤。正常悲伤是对丧失事件的正常情绪反应，而病理性悲伤是指在悲伤过程中，由于某些因素导致情绪无法得到适当疏解，从而形成的一种复杂性悲伤。病理性悲伤对个体的身心健康可能造成极大的危害，可能导致生理和心理疾病，甚至有可能危及生命。病理性悲伤可分为以下四类。

（1）长期悲伤：悲伤持续时间过长，且难以得到缓解。

（2）延迟悲伤：悲伤情绪未得到及时表达，被压抑，导致悲伤情绪的显现较晚。

（3）过度悲伤：悲伤者虽认知到丧失的事实，但反应过于激烈，甚至达到非理性的程度，表现出对死亡的极度恐惧。

（4）掩饰悲伤：悲伤者体验到困扰的行为和症状，但未意识到这些与丧失有关，采取防卫机制，无法通过外显行为表达悲伤，导致适应不良的行为、生理疾病和精神症状。

3. 悲伤的反应。丧恸和哀悼是对丧失事件的悲伤反应，它们之间的差异在于，丧恸反映了个体因失去某些人、事、物而感到被剥夺的客观状态，而哀悼则是个体适应生命中重要丧失的必要过程。悲伤不仅在情绪层面上有所表现，也涉及个体整体的身体、心理和灵性层面。悲伤反应可以分为正常和异常两种。

（1）正常悲伤反应包括以下方面。

①情感方面：悲伤、愤怒、罪恶感、焦虑、孤独、疲乏、无助感、怀念、解放、解脱和麻木等。

②生理方面：胃部不适、胸部不适、喉部紧缩、对声音过敏、呼吸急促、解体感、肌肉无力、全身乏力和口干等。

③认知方面：难以接受丧失的事实、感到混乱、持续思念逝者、强烈感觉逝者的存在及出现幻觉等。

④行为方面：失眠、食欲不振、注意力不集中、避免提及逝者、寻找逝者、叹息、坐立不安、过度活动、哭泣、停留在逝者常去的地方、保留逝者遗物及佩戴某些物品以

怀念逝者等。

（2）异常悲伤反应也称为复杂悲伤反应，指在哀悼过程中存在的困难、未解决或无法处理的问题。这表明个体无法完成正常的悲伤任务，或无法从某种情绪状态或困境中走出。当悲伤的强度导致个体无法适应，长期处于悲伤状态而无法完成哀悼过程，反而刻板地重复悲伤行为并阻碍康复时，就会出现异常悲伤反应。

沃登将异常悲伤反应分为以下四种类型。

①慢性化的悲伤反应：丧失事件发生后，悲伤持续时间过长，仿佛患上了慢性病，无法达到满意的康复结果。例如，老年人在丧子之后持续悲伤，可能导致失明。

②延续性的悲伤反应：个体在丧失事件发生时，由于内心极度悲痛，情绪反应不足，悲伤情感被压抑或延迟表达。然而，在多年后再次遭遇丧失时，可能会出现过度强烈的悲伤反应。

③改装的悲伤反应：悲伤被压抑并转化为生理症状或不适应的行为，如持续的头痛、无法集中注意力工作等。这表明过度压抑的悲伤情绪可能导致身体疾病或影响日常生活。

④夸大的悲伤反应：个体经历强烈的悲伤，感到无法承受，因此表现出不适应的行为，如暴力行为、酗酒、吸毒或参与极限运动等。这些行为是对悲伤情绪的极端表达。

4. 悲伤理论。学者在对悲伤进行广泛研究后，提出了几种主要的悲伤理论，包括依恋理论、疾病模型、社会心理发展阶段理论、悲伤工作模型和符号互动理论等。

（1）依恋理论：该理论认为个人在早期发展阶段形成的紧密依恋关系是悲伤的重要来源。当失去依恋对象时，个体可能会经历强烈的悲伤反应，因为这种丧失触动了深层的情感联系。

（2）疾病模型：在这个视角下，悲伤被类比为一种疾病状态，丧亲者可能会表现出各种身体不适的症状。这一理论强调了对悲伤经历的重视和对丧亲者身心健康的关注。

（3）社会心理发展阶段理论：这一理论认为个体在早期社会心理发展阶段建立的依附关系模式，会影响他们与他人建立联系的方式。如果这些发展阶段未能顺利完成，个体可能会在面对亲人的丧失时遇到困难，难以有效告别或建立必要的社会支持网络。

（4）悲伤工作模型：根据这一理论，悲伤被视为一个中断与逝者关联的过程，个体需要投入精力来适应这一丧失。有些学者主张保持与逝者的关联性，将丧失的经历整合到当前和未来的生活中，以促进情感的恢复和个人的适应。

（5）符号互动理论：这一理论强调人类生存需要与他人进行互动，悲伤的反应和恢复过程是个体与文化及社会环境相互作用的结果。符号互动理论认为，悲伤的社会表达和个体的内在体验是相互影响的，社会互动在悲伤过程中起着至关重要的作用。

这些悲伤理论为我们理解悲伤的复杂性提供了不同的视角，帮助我们更全面地把握悲伤的本质，以及如何通过社会支持和心理干预来帮助个体应对悲伤。

5. 悲伤反应的影响因素。悲伤反应受到多种因素的影响，包括死亡事件、个人因素、环境因素和社会文化因素。

（1）死亡事件。

①死亡原因：死亡原因会影响丧亲者的悲伤反应和经历。预期的死亡和非预期的死

亡会导致不同的悲伤反应。预期的死亡给予了丧亲者准备和处理悲伤的机会，而非预期的死亡则带来更多的压力和困扰。

②与逝者的关系：复杂的关系会阻碍悲伤过程，并可能引发异常悲伤反应。与逝者爱恨交织、矛盾冲突的关系会使应对悲伤更加困难。

③逝者生前的角色：丧亲者需要学习新的生活技能，并承担起逝者生前的角色，包括实际生活层面和心理层面的角色，这些角色会影响悲伤反应。

（2）个人因素：包括性别、人格和过去的悲伤经验。

①性别：性别可能会影响个体在悲伤过程中的恢复。社会对不同性别角色的期望可能导致悲伤表达方式的差异。通常，女性可能更倾向于公开表达情感和流泪，拥有更多的情绪释放途径。相比之下，男性可能更倾向于压抑悲伤，只在私下或丧礼中表达强烈的情感，且不愿与他人交流。

②个性：个体的个性差异会影响他们应对情绪压力的策略。如果一个人难以承受强烈的悲伤情绪，可能会在悲伤过程中遇到更多的困难。此外，自我认知也可能成为表达悲伤的障碍。例如，如果个体认为自己需要扮演家庭中的坚强角色，这可能会阻碍他们表达真实的悲伤情感。

③过去的悲伤经历：研究显示，那些过去经历过亲人丧失的个体，对于当前的丧失事件可能会有更好的应对能力。

（3）环境因素：包括家庭因素、社会支持和宗教信仰。

①家庭因素：家庭结构和成员间的互动模式对于个体如何应对丧失具有重要影响。一个对情绪表达更为接纳和支持的家庭系统，能够提升个体的适应能力，使得家庭成员能更有效地利用外部资源进行情感调适。

②社会支持：社会支持能够缓解亲人意外丧失带来的冲击，对于个体的恢复和社交关系的重建具有积极作用。缺乏社会支持或社会孤立的情况可能会加剧悲伤恢复过程的困难。

③宗教信仰：宗教信仰可以在多个层面上为丧亲者提供支持。一些人可能会从宗教教义中寻求安慰，宗教教义中对生命的看法以及对逝者死后去向的信仰，都能为丧亲者提供心灵的慰藉和安抚。

（4）社会文化因素：社会文化因素对悲伤反应有显著影响，具体包括以下三个可能导致异常悲伤反应的社会文化因素。

①不可谈论和表达的丧失：某些丧失事件，如家庭成员的自杀，可能被视为不可谈论和表达的话题，这可能导致丧亲者无法充分经历和表达悲伤。

②社会否认与道德谴责的丧失：一些丧失事件，如堕胎，可能会遭到社会的否认和道德谴责，这种社会态度可能加剧个体在悲伤过程中的困难。

③缺乏社会支持网络：缺乏针对悲伤和丧失的社会支持网络，可能使个体在寻求支持和理解时遭遇障碍。

不同社会文化背景下，人们对悲伤的处理方式和应对策略存在差异。例如，在西方社会中，悲伤的表达和处理通常被视为重要的治疗步骤，但这一观念并不适用于所有社会文化环境。在我国，特有的丧葬习俗和文化禁忌，如“白发人送黑发人”的传统忌讳，可能导致父母无法积极参与子女的丧葬和告别仪式，从而使得悲伤情绪难以得到适当的宣泄和处理。因此，悲伤辅导需要考虑到文化差异和社会环境的影响，以确保提供适合个体及其社会文化背景的帮助。

6. 悲伤的自我调适。面对丧失，个体可以尝试通过以下自我调适方法来适应和重新面对生活。

（1）满足生理需求：照顾好自己的身体，保证充足的营养摄入，参与放松身心的活动。若悲伤持续并影响日常生活，如出现睡眠问题，应寻求专业医生的帮助。

（2）采取减压方法：找到适合自己的方式以减轻悲伤和压力，如允许自己哭泣、回忆与逝者的美好时光，或与亲友分享心情。

（3）满足安全需求：寻找愿意倾听和提供支持的亲友，与他们进行交流，寻求情感上的慰藉。

（4）满足归属感需求：参与支持团体、结交新朋友、养宠物等，这些活动可以给个体带来社会归属感，帮助其缓解孤独感。

（5）满足自尊需求：接受他人正面的反馈和鼓励，认识到自己在面对困难时的坚强和努力，增强自尊心。

（6）满足自我实现需求：与亲友一同前往墓园缅怀逝去的亲人，表达对他们的思念及对未来的希望。也可以尝试写信给逝去的亲人，或制作一份纪念礼物，以此表达对他们的怀念和祝福。

通过这些方法，个体可以更好地进行自我调适，找到适合自己的应对丧失和悲伤的策略，并逐步整合生活中的资源，探索和寻求新的生活目标和意义。

二、悲伤辅导概述

失去重要的亲人会引发悲伤反应，大多数人能够自我调适并通过悲伤任务来结束悲伤。然而，有些人无法应对丧失感，无法完成悲伤任务并重新开始正常生活。在这种情况下，悲伤辅导可以提供专门的帮助。

（一）悲伤辅导的内涵

人类具有面对丧失事件的应对机制，丧失会引发悲伤，伴随情绪、心理、认知和行为的变化。在某些情况下，丧失事件可能会严重挑战个体的自我调适能力，使得个体难以独立应对，这时寻求专业帮助变得尤为重要。

悲伤辅导主要针对个人难以自我调适的复杂悲伤情况，其目的是帮助个体在合理的时间内经历正常的悲伤过程，完成悲伤任务，并逐步恢复正常生活。悲伤辅导的最终目的是协助丧亲者处理因丧失而产生的情绪问题，并妥善处理与逝者未了的事务。

悲伤辅导可以从广义和狭义两个层面来理解。广义上的悲伤辅导包括帮助个体适应和完成所有由丧失引起的悲伤任务。狭义上的悲伤辅导则更具体地指对失去亲人的悲伤进行的专业调节和心理辅导，这包括丧恸和哀悼的过程。不论是广义还是狭义的悲伤辅导，其核心都在于帮助个体顺利完成悲伤任务，整合生活中的各种资源，并鼓励他们开启新的生活篇章。

（二）悲伤辅导的意义

1. 纠正错误认知。大多数人对悲伤的理解往往是不完整甚至错误的。一些普遍但错误的观点：时间能够治愈所有的悲伤；悲伤者应该独自面对自己的悲伤；处于丧恸中的人应该强迫自己保持坚强；劝告悲伤者要转移注意力，只关注积极的事物；建议悲伤者用新的人或事物来替代失去的；认为忙碌可以让悲伤消失等。这些观点并不是合理应对悲伤的方法。如果悲伤没有得到妥善处理，可能会导致多种负面后果。

2. 解决现实问题。悲伤辅导能够解决一些具体的问题。例如，根据精神科门诊的统计数据，10%～15%的患者感到他们有未解决的悲伤问题。在这种情况下，悲伤辅导可以专门帮助完成悲伤任务。大多数丧亲者在第 1 年内都可能会出现忧郁症状，许多人还会经历头痛、心悸、震颤及胃肠道症状等身体症状的加重。有些丧偶者甚至可能会出现与配偶相关的健康问题。此外，男性丧偶者的死亡率显著高于已婚男性。悲伤辅导可以有针对性地协助丧亲者完成悲伤任务，解决因悲伤任务未完成而引发的现实问题。

3. 重建社会关系。丧亲者在失去亲人后，不仅会面临社会关系的断裂和生活、工作的变化，还会经历精神层面的重大挑战。悲伤辅导可以帮助他们减轻精神负担，适应失去亲人后的外部环境变化。通过悲伤辅导，悲伤者可以重新构建自我身份，整合可用资源，重新建立社会联系，并开启新的生活篇章。

4. 促进生命成长。悲伤辅导有助于丧亲者经历哀恸，顺利完成悲伤任务，重新整合生活资源，并为未来的生活找到新的意义。悲伤的经历虽然是人生的一大挑战，但它也能深化丧亲者对生活的理解和体验，促进丧亲者心性的成熟和个体的转化。因此，悲伤的调适、抚慰和辅导过程，实际上是一个促进个体生命成长和心灵发展的重要过程。

（三）悲伤辅导的提供者

悲伤辅导在帮助个体应对异常悲伤方面具有重要意义。那么，谁可以提供悲伤辅导呢？

1. 专业人士提供的悲伤辅导。这里所说的专业人士包括医生、护士、社会工作者和心理咨询师。这类悲伤辅导一般都需要收取费用，并且有一套规范的操作技术。然而，其中的弊端是丧亲者可能不太容易信任专业人士，导致难以倾诉和表达内心的悲伤。

2. 经过筛选、训练和督导的志愿者提供的悲伤辅导。这种悲伤辅导方式属于慈善事业，通常不收取费用。社会应增加志愿者提供的悲伤辅导，帮助丧亲者完成悲伤任务。

3. 个体组织的自助团体提供的悲伤辅导。丧亲者可以自己寻求帮助，并通过自助团体来进行悲伤辅导和自我救助。这种自助团体模式应该得到推广和普及，以帮助更多的丧亲者完成悲伤任务。

不论是由谁提供的悲伤辅导，都可以在丧亲者家中或办公场所等地点进行。在国内，悲伤辅导工作主要由社会工作者承担。然而，从悲伤辅导的供给角度来看，应该增加专业人士提供的悲伤辅导，大力推广悲伤辅导的自助团体供给模式，并引导社会工作者或志愿者提供悲伤辅导的社会支持。

（四）悲伤辅导的悲伤的五个阶段理论

临终关怀的先驱伊丽莎白·库布勒·罗斯（Elisabeth Kübler Ross）通过观察和研究临终患者及其家属的悲伤反应和经历，提出了著名的悲伤的五个阶段理论，该理论认为悲伤包括否认、愤怒、讨价还价、沮丧和接受五个阶段。每个阶段都可能伴随着复杂多样的情绪，但通常由一种主要情绪主导。在悲伤的不同阶段，悲伤辅导可以提供相应的支持和帮助。

1. 否认阶段：丧亲者可能难以置信所发生的一切，感到震惊和麻木，无法接受亲人的离世。悲伤辅导的任务是协助他们逐步学会接受这一事实，而不是试图遗忘或否认现实。

2. 愤怒阶段：丧亲者可能会对亲人、自己或周围环境感到愤怒，质疑为何会发生这样的不幸。愤怒作为悲伤过程中的一种自然反应，也是个体表达情感和力量的方式。悲伤辅导的任务是帮助他们找到健康的方式释放愤怒，避免长期隐藏或压抑这些情绪。

3. 讨价还价阶段：丧亲者可能会沉溺于过去，希望通过讨价还价来逃避现实和痛苦。悲伤辅导的任务是引导他们逐步接受现实，并将注意力重新聚焦在当前的生活上。

4. 沮丧阶段：丧亲者可能会感到极度的空虚和悲伤，在生活中变得退缩，对生命的意义产生怀疑。在这个阶段，悲伤辅导需要平衡对悲伤的承认和对长期严重沮丧的预防。

5. 接受阶段：丧亲者开始接受亲人已经离世的事实，认识到这是无法改变的现实。接受并不意味着对现状感到满意，而是意味着个体开始学会接受现实，并开始悼念逝去的亲人。悲伤辅导的任务是帮助他们建立新的人际关系，投入新的生活，并给予他们足够的时间来处理和表达悲伤。

除了悲伤的五个阶段理论，还有其他悲伤阶段理论，如罗伯特·卡文诺夫（Robert Kavanaugh）的悲伤的七个阶段理论和史班格勒（Spangler）的悲伤的六个阶段理论。这些理论都强调悲伤是一个自然的、多阶段的过程，人们需要在其中经历情感的变化和成长，最终达到接受和前进。悲伤辅导可以在这个过程中为个体提供帮助，支持个体表达悲伤、接受失去的事实，并找到继续生活的勇气和希望。

（五）悲伤辅导的任务完成理论

悲伤辅导的任务完成理论认为，人们在悲伤过程中需要完成四个悲伤任务。

1. 接受并承认丧失的事实：承认逝者永远不会回来，放下与逝者重聚的幻想。

2. 真切经验丧恸与感知悲伤：允许自己感受和表达悲伤，避免压抑情绪。

3. 体验新生并适应新环境：重新适应没有逝者的环境，投注情感活力到其他关系上。

4. 为新生活寻找意义并重建社会关系：寻找新的意义，将情感投注到其他关系中，并勇敢开始新的生活。

这些任务帮助丧亲者调解外在力量，提供努力的空间，以适应悲伤并重建新的生活。亲人、朋友的陪伴和良好的支持系统对丧亲者的过渡至关重要。

（六）悲伤辅导的意义建构理论

悲伤辅导的意义建构理论包括以下步骤。

1. 认真对待生命的逝去，理解死亡的意义。

2. 细心体验自己的生命感受，通过独处和写日记来宣泄情绪。

3. 寻求健康的解压方式，如参加主题活动、进行运动和放松训练。

4. 观察并深入了解自己经历的生命丧失，构建一个合理的个人叙事来应对和理解丧失的感受。

5. 寻找可以信赖的朋友倾诉，减轻悲伤的重担。

6. 不强迫他人按照自己的方式哀悼，尊重每个人独特的个人经验和哀悼过程。

7. 参加与丧失相关的仪式，纪念逝者并接受自己的改变。

8. 允许自己改变，发掘成长的机会。

9. 从丧失中获得经验，重新评估人生目标，并利用这些经验帮助他人。

10. 关注自己的灵性信念，将丧失视为一种转化和重生的机会，寻求更深层次的精神满足和意义。

这些步骤旨在帮助个体在悲伤中重建生命的意义，通过情感宣泄、支持和自我成长来适应丧失的经历。

（七）悲伤辅导的宽恕治疗理论

宽恕治疗理论由埃弗里特·沃辛顿（Everett Worthington）提出。沃辛顿曾在他面对悲伤、愤怒、恐惧和怨恨时，选择了宽恕，从而超越了那些困扰他的事件。基于这些个人体验，他发展了一套宽恕教育与辅导的理论框架。REACH 模型是其中一种主要的悲伤辅导方法，旨在帮助人们学习宽恕，以促进个人的成长和转变。REACH 模型包含五个阶段：回忆受伤事件（R）、同理心理解肇事者（E）、给予宽恕的爱（A）、承诺宽恕（C）和保持宽恕（H）。悲伤辅导的宽恕治疗旨在帮助个体直面并处理悲伤事件，通过宽恕的力量促进个人生命的成长和转变，实现对悲伤的深层次理解和升华。

三、悲伤辅导实践

悲伤辅导的目标是帮助丧亲者完成未完成的悲伤任务，促进其在丧失中成长，平复悲伤，并重新回归正常的生活。

（一）悲伤辅导的分阶段目标

悲伤辅导的具体目标可以分为以下四个阶段。

1. 减少逃避行为，增强丧失的真实感：辅导丧亲者正视逝者的离去，鼓励他们参与哀悼活动，分享与逝者的回忆，以此来加强对逝者已离去的认知。

2. 处理情绪表达：协助丧亲者表达他们的悲伤情绪，通过参与集体哀悼或纪念活动，帮助他们体验并处理悲伤情绪的表达。

3. 适应日常生活：识别丧亲者在生活上遇到的障碍，协助他们适应逝者离世后的新生活环境。帮助他们重新认识生活中的变化，调整逝者在其生活中的角色，重新设定个人的生活目标，并提供必要的支持。同时，帮助丧亲者学习新的生活技能，以适应生活的变化。

4. 建立新的社会关系：鼓励丧亲者以积极健康的方式将情感投入新的人际关系中。辅导他们珍惜与逝者的美好回忆，同时鼓励他们勇敢地向前看，建立新的社会关系，而不是持续沉浸在对逝者的过度依恋中。

（二）悲伤辅导的语言技巧

语言表达在悲伤辅导中非常重要，要注意以下几点技巧。

1. 避免使用无效的安慰话语，采用真实而有实际价值的表达。

2. 表达方式要真实而不冒犯丧亲者，拉近与丧亲者的关系。

3. 共情并分享相似或相近的丧失经历，表达同情和共鸣。

4. 语言应符合丧亲者的心理，避免评价、批判或夸大。

5. 提供具体的悲伤表达渠道，避免回避谈论丧失事件，以促进悲伤任务的完成。

6. 建立友好基调，允许情感的自然流露，让丧亲者感到安全和理解。

悲伤辅导的成功需要丧亲者和辅导者都具备专注、开明的思想，强烈的意愿和足够的勇气，通过每个阶段的正确选择，帮助丧亲者走上恢复之路。

（三）悲伤辅导的技术

1. 使用象征性物品进行纪念：使用与逝者相关的象征性物品来表达和纪念情感，如信件、照片、衣物等。鼓励丧亲者给逝者写信，以此自由表达情感和处理未了的情感。对于儿童，可以采用绘画代替写信，以表达对亲人逝去的感受。家庭成员也可以合作制作逝者的回忆录，这有助于追忆逝者并加深自身对其生命的理解。

2. 角色扮演：通过让丧亲者扮演逝者的角色，帮助他们深入理解逝者的想法和期望，这可以成为调节消极情绪和为继续生活提供动力的一种方式。还可以想象与逝者对话，通过闭眼想象与逝者的交流，表达内心的想法和感受。

3. 举行仪式活动：举行葬礼、追悼会、写信、鞠躬、撰写回忆录等仪式活动，这些可以帮助完成悲伤任务，回顾逝者的生活，并在社会支持中找到安慰。这些活动有助于丧亲者正视丧失的现实，接受与逝者的分离，并引导他们向新的生活阶段迈进。

4. 保险箱技术：这是一种心理治疗技术，通过想象将由丧失引发的负面情绪“存放”在一个心理上的保险箱中，以此帮助个体恢复心理平衡。这种技术可以在短时间内缓解负面情绪，但为了长期效果，需要结合社会支持，如亲友的分享、建议和讨论应对策略，帮助丧亲者重新启动生活。

5. 社会支持：帮助丧亲者寻找生活的意义，重新定义丧失带来的影响。社会支持可以来自亲友、专业辅导人员或支持团体，目的是帮助丧亲者在悲伤中找到前进的方向。

这些悲伤辅导技术不仅适用于缓和医疗环境，也适用于日常生活。它们可以帮助那些因丧失而经历悲伤的人们改善情绪困扰和增强自我适应能力。了解悲伤辅导和死亡心理学可以更有效地支持和帮助家人、朋友，为他们提供情绪处理策略，帮助他们走出丧失的阴影，重建健康和有意义的生活。

第四节　灵性照护

生命终末期患者面临身体衰弱和死亡，除了身体上的痛苦，还会感到精神上的厌倦、孤独和无助。传统的医疗和人文关怀已无法满足这类患者的需求。为了提高生命终末期患者的生活质量，WHO 和各国制定的缓和医疗政策倡议将身体、心理、社会和灵性照护结合起来。灵性照护在生命终末期患者的照护中起着重要作用。

一、我国灵性照护的现状

近年来，我国在缓和医疗过程中越来越重视灵性照护。然而，目前的相关教材对灵性和灵性照护的讨论还不够系统。医护人员对灵性和灵性照护的理解有限，概念上的混淆导致了实践、教育和科研方面的困惑。这限制了灵性照护在缓和医疗中的发展。

2017 年，国家卫计委发布的《安宁疗护实践指南（试行）》首次提到临终关怀患者的生死教育，被认为是对灵性照护的认可和鼓励。然而，《安宁疗护实践指南（试行）》更强调的是心理支持和人文关怀，而非灵性照护。事实上，灵性照护问题并不仅限于临终关怀阶段，也不仅仅是临终关怀的服务对象需要灵性照护。早在 1990 年，WHO 提出的健康概念中已经将灵性（精神）视为健康不可分割的一部分。

二、灵性和灵性照护的定义

（一）灵性的定义

灵性是一个多维度的概念，它随着个人经历、文化背景和信仰体系的不同而有所差异。灵性通常被理解为一种对生命意义的探索和个人超越，这种探索在人的生命终末期或面临死亡时尤为显著。在古英语中，灵性“spirit”原指“生命力与活力”，象征着个体与万物之间的内在联系。灵性关联着那些赋予生命终极意义和目标的元素，包括个体与他人、自我、环境乃至整个宇宙之间的相互联系。简而言之，那些关于“我为何存在”或“我的生命与宇宙万物有何联系”的思考，都可以视为灵性探索的一部分。

（二）灵性照护的定义

灵性照护是评估患者的灵性需求并帮助其达到灵性健康的过程。灵性健康指个体在生命中感受到意义、价值和希望的状态。灵性照护涉及个人领域（个人层面上的意义感和自我认知）、公共领域（人际关系，对人类共同体的希望和信仰）、环境领域（与大自然的联系）和超越领域（信仰和宇宙神秘之源）。灵性照护的目标是在尊重和爱的前提下，帮助患者重建与至高存在、他人、自我和自然的和谐关系。患者想要达到内心的平和，需要建立与至高存在的关系（相信、希望、感恩）、与他人的关系（爱、和解）、与自我的关系（自我认同、完整感、内在平静）及与自然的关系（对自然美丽的感动、创造）（图 6－1）。

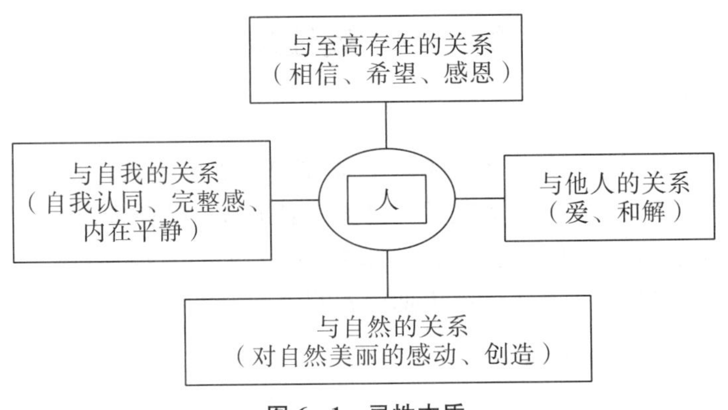

图 6－1　灵性本质

三、灵性照护的主要内容

面对疾病对于日常生活的冲击、疾病的不确定性、病房陌生的环境及诊疗过程中的痛苦，患者很自然地会产生恐惧和孤独感。同时，个体独立性、工作或家庭关系及情绪平衡的紊乱，都会严重影响个体对意义、目的及个人价值的认知。这些因素都使人更容易陷入灵性危机，当个体经历的是慢性或无法被治愈的疾病时尤其如此。因此，灵性照护是缓和医疗服务中非常重要的一环，除帮助控制症状和舒缓病情，更强调帮助个体重建自身存在的意义。

缓和医疗服务主要面向生命终末期患者。我们首先需要明白，患者的问题并不是总能获得解决，生命的逝去也是自然规律。当患者及其家属提出诸如“为什么是我/我的家人生病？为什么这样的事会发生在我的家庭”或“我为何存在？我会死亡吗？我死后会发生什么”等问题时，保持沉默是被允许的，重要的是引导患者及其家属进行深入的思考，而不是直接给出一个答案。性别、年龄、精神创伤、文化、风俗、宗教信仰等都会影响个体的灵性需求。以下是一些灵性照护引导技巧。

（一）积极倾听

倾听是医患沟通的基础，也是缓和医疗服务的关键。要懂得沉默的价值，充分理解患者对于生命意义和价值的思考，给予患者充分的表达时间；生命终末期患者常常会回顾自己的一生，分享快乐和痛苦的回忆。我们可以引导患者从回忆中寻找生命的意义，让他们感受到生命的价值，明白他们的生命并非无足轻重，家人和朋友会永远铭记他们。对于仍怀有遗憾、怨恨或悲伤情绪的患者，可以引导他们放下这些情绪，以宽容的心态回顾过去，解决过去的恩怨，获得心灵的平静。同时，也可以鼓励患者在有限的时间里以积极热情的态度生活，体验前所未有的新事物。

（二）评估灵性需要

现在国内还没有本土化的关于灵性需要的评估工具。国际上常用的灵性需要评估工具主要是各种生活质量量表和针对不同类型患者的灵性需要评估量表，如欧洲癌症研究与治疗组织（European Organization for Research and Treatment of Cancer，EORTC）的生活质量测定量表（EORTC QLQ－30）、针对癌症患者的癌症治疗功能评价系统（Functional Assessment of Cancer Therapy，FACT）中的灵性测量分量表、慢性病功能评价量表精神信仰分量表（The Functional Assessment of Chronic Illness Therapy - Spiritual Well－Being，FACIT－Sp）。

（三）考虑文化、风俗、宗教等敏感因素

在评估患者的灵性需求时，需要考虑文化、风俗、宗教等方面对患者生命意义的影响。例如，各宗教对生命和死亡有不同的解释。在灵性照护中尊重患者的文化、风俗、宗教信仰等习惯，肯定他们对生命、死亡的理解，通过各种仪式安抚患者的内心，可以给予他们极大的支持和安慰。

（四）遵循伦理原则

当患者的意愿、文化、宗教和信仰与医学伦理原则发生冲突时，应遵循“尊重、有利、公正、不伤害”的四大医学伦理原则。鉴于我国对灵性照护的研究和实践尚处于初级阶段，缺乏深入的认识和实践指导，以及对不同文化和宗教信仰下灵性照护差异的讨论，建议在进行灵性照护时，考虑不同地区的风俗和文化，并参考国外其他地区的灵性照护理论和多元文化下的伦理规范差异，以理解和分析我国灵性照护面临的伦理问题。

四、“可用性与脆弱性”理论框架

近年来，国际护士会高级实践护士网络主席梅兰妮·罗杰斯（Melanie Rogers）提出了“可用性与脆弱性”理论框架（表 6－1），以帮助医护人员理解灵性的成长并在缓和医疗实践中进行灵性照护。

表 6－1　“可用性与脆弱性”理论框架

维度	可用性	脆弱性
自我	包括医护人员的“自我反思”和“自我意识”，拥有这种特性将帮助一个人通过理解自己的人生意义、目标和方向来获得或提高灵性	接受自己在工作或其他角色中的脆弱性，接受自己永远不可能“什么都知道”的现实

续表

维度	可用性	脆弱性
他人	医护人员主动提供关怀，为患者提供时间、接受和理解患者的一切，包括医护人员在患者需要时的“在场”和专心倾听他们的诉说	认识到他人或患者的脆弱性，医护人员要承担责任、参与监督和反思、接受建设性批评； 由于人们在某些方面是有弱点的，医护人员也要允许自己在护理实践的过程中变得脆弱，和患者共情； 医护人员要承认自己的错误和局限性，愿意与患者分享自己的不确定性，以显示开放性、诚实性和透明度
社区	医护人员根据社区和患者的需要开展护理诊疗工作。社区可以指同事、组织或社群	医护人员意识到患者的脆弱性，因此愿意为患者辩护，把患者的利益置于最高，必要时要挑战权威

作为医护人员，也可以从以下角度理解“可用性与脆弱性”理论框架。

“可用性”包括身体可用性、情感可用性和职业可用性。身体可用性指医护人员亲自面对患者并提供服务，包括倾听患者的诉说。情感可用性指医护人员如何以同情心和同理心与患者沟通，给予希望。职业可用性指医护人员独立工作并承担责任，具备提供整体护理的能力。

考虑到医护人员的角色，“脆弱性”可分为医护人员身体脆弱性、患者脆弱性和职业脆弱性。医护人员身体脆弱性指在医疗环境中经历或目睹让他们感到身体脆弱或处于危险中的事件。患者脆弱性指患者在寻求医护人员帮助时感到脆弱，需要分享个人隐私，并信任医护人员的能力和经验。职业脆弱性指医护人员认识到自己不知道所有答案的局限性，保持专业界限并适当地与患者在情感上进行分享。

接下来，我们将分享一例使用“可用性与脆弱性”理论框架进行灵性照护的案例，以帮助医护人员更好地理解工作中的灵性成长，并在缓和医疗实践中进行灵性照护。

案例分享

患者背景资料：王先生，75 岁，肠癌晚期，有失眠困扰，总是梦见死去的亲人。

李护士第一次见到王先生时，他刚刚被告知患了肠癌，正在等待治疗，整个人看起来非常虚弱，沉浸在悲伤里，面色晦暗。

李护士注意到，困扰王先生的似乎不仅仅是癌症诊断。她认为，缓解王先生痛苦的关键是理解他的情绪痛苦。她希望王先生能和她谈谈。但是，她明白，对一位中国老年人来说，在护士面前表达自己的情绪并不容易。

一天早上，她在常规查房后，问了王先生：“昨夜睡得可好?”王先生回答说，他被失眠困扰，经常做梦，梦里已经死去的人如黑白照片一样不断从他眼前晃过。李护士温柔地问他，是否有什么东西触发了这些梦。王先生告诉她，他的母亲在他 11 岁时就去世了，1 年后他的父亲也去世了，他成为孤儿，这对他的生活产生了深远的影响。向李护士谈起父母时，王先生崩溃地哭了出来。

听王先生说话时，李护士感同身受，她轻轻地把手放在王先生的手臂上，表达她的关心和陪伴。在我国，患者和医护人员之间的肢体接触并不常见，但李护士觉得这是她在那个时刻表达关心的唯一方式。她意识到，长期的悲伤、思虑可能会导致患者患上肠癌。她想创造一个安全的氛围，让她的患者在一个安全的空间里表达他的悲伤。

在啜泣中，王先生继续告诉李护士，他的第一任妻子在他们婚后不久的一次意外事故中去世了。他再婚了，但他的第二任妻子患有严重的抑郁症，5 年前也去世了。听着王先生的经历，李护士感到很心碎，这位老年人经历了那么多的创伤，现在面对癌症，身边几乎没有家人支持他。这时，李护士运用了在灵性照护培训中学到的技巧，她告诉王先生，听到他的故事，自己是多么难过，自己会尽一切可能支持他。她告诉王先生，以她的经验来看，如此巨大的悲伤会对一个人的生活产生重大的影响，并问王先生是否曾经与他人谈论过他的悲伤。王先生告诉她，他从来没有与他人谈论过这些事情，因为他认为这是一个弱点，但现在他面临癌症，他感到不知所措，不知道如何应对这些情绪。

两人花了很长时间谈论王先生感受到的情绪。尽管李护士不确定应该如何继续下去，但还是能够通过与王先生在一起并倾听他的恐惧来提供安慰。很明显，王先生的生活中有很多创伤，他无法自己处理。然而，当他意识到自己身处困境时，倾听和陪伴似乎是他此刻所需要的一切。两人谈完话后，王先生的情绪明显变得更好，他告诉李护士，虽然他梦里的这些人都已经死去，但他在梦里遇到她们，实际上仍让他感到一些安慰，因为他们都是他极其思念的家人。

让我们练习用“可用性和脆弱性”理论框架来分析或反思以上案例：从身体、情感和专业角度来看，“可用性”就是通过建立信任关系、基于同理心和行动来接近和服务他人，这正是李护士为王先生提供的。李护士显然非常关心她的患者和他们正遭受的痛苦。李护士曾经接受过中医关于情意志对人健康影响的培训，情绪被认为是疾病的主要内因。当她感受到患者的悲伤时，没有选择与患者保持距离，而是轻轻地把手放在他的手臂上，对患者的极度悲伤表达感同身受和同情，表达她的关心和陪伴。当医护人员触摸患者的时候，不仅触摸到了患者的身体，还触摸到了他的灵魂。这种联系构成了灵性照护实践的基础。

在提供灵性照护的过程中，“对他人的可用性”意味着医护人员需要成为患者可以依赖和利用的资源。“在场”和“友善接待”是两种重要的灵性照护态度。本案例中李护士陪在王先生身边并且接受他的一切，和“可用性”框架一致。为了拥有这两种灵性照护态度，医护人员在关注患者之前需要进行自我心理准备，包括放下个人顾虑，保持开放、接受他人的心态，培养对患者境遇的同理心，以及保持一种非评判性的态度。

李护士的工作里有许多和“脆弱性”框架契合的部分。“自我脆弱性”包括医护人员要接受自己永远不可能“什么都知道”的现实。李护士回忆说，当听到王先生的遭遇时，她感到很无助，她不知道自己是否还能做得更多。我国目前缺乏灵性照护教育和深入的研究，这些知识方面的“脆弱性”，使医护人员在提供灵性照护时常有不确定感，承认自己的不足，才能寻求更好的灵性照护方法。

在本案例中，李护士的“脆弱性”体现在她的难过和不知所措的表情。患者和医护人员都可能经历“脆弱性”。“脆弱性”有时可以被视为一种“软弱”“受伤”的感觉，或者是在面临威胁时可能遭受伤害的风险。“脆弱性”也可以被视为一种能和他人进行深入联系的能力。李护士展现的“脆弱性”使得王先生与她有了更深的联系，并且对她产生依赖。医护人员要认识到患者的“脆弱性”和对别人的依赖程度并不会削弱他们的尊严。维护患者的尊严在护理中至关重要。医护人员要关注患者的感受、理解他们的担忧，并认识到他们的身份。医护人员为患者提供的爱、善意、关怀和同情，是灵性照护和全面照护的重要组成部分。

第五节　殡葬文化及其功能

一、殡葬文化概述

（一）殡葬

《辞海（第7版）》中关于“殡”的解释是“殓而未葬”。这里的“殓”指给尸体穿衣然后下棺，“殓而未葬”就是给尸体穿好衣服，将其置于棺中，但并未下葬的这一段时间。《现代汉语词典（第7版）》中则将“殡”解释为“停放灵柩；把灵柩送到埋葬或火化的地方去”。现代社会城市化进程不断发展，大部分城市都建设有殡仪馆这样的治丧场地，于是现代人更容易理解“殡”是自人死后，在殡仪馆内进行的一系列治丧活动。“葬”的意思是“掩埋尸体”。《礼记·檀弓上》将“葬”解释为“葬也者，藏也；藏也者，欲人之弗得见也”。意思是说，把逝者的遗体掩埋起来不被他人看见。《周易·系辞》中也有关于“葬”的记载：“古之葬者，厚衣之以薪，藏之中野，不封不树。”古人的安葬，只用柴草树枝一类将遗体盖住，置于郊野之中，不起坟堆，不栽树木。由此可见，古时的“葬”是一种极其简单的处理遗体的行为。但随着人类技术的进步、社会经济的发展，“葬”的内容与形式也发生了变化。古代帝王规模宏大、随葬品无数的墓葬便体现了这种“葬”文化的变化，除处理遗体这一基本功能外，更有彰显逝者生前社会经济地位的内涵。现代社会随着各类公墓的发展，逝者有了统一的、规范的集体安葬场所，公墓也成为亲属寄托哀思的地方。

现代人习惯性将“殡”和“葬”合起来使用，意为人们对逝者遗体处理的整个过程。人过世之后，其亲属需要联系遗体接运单位，将遗体运送至指定地点，然后告知各方亲友逝者的死讯，并为其举行追悼会。追悼会后需将逝者火化后的骨灰进行安葬。之后在一些特殊的日子，如“头七”、清明、冬至、忌日等，会进行一系列的祭奠活动，以表达对逝者的思念。“殡葬”实际上是“殡”“葬”“祭”三个独立行为的总称，是一个连续的行为。心理学家罗伯特·卡斯滕鲍姆（Robert Kastenbaum）曾总结过死亡系统中的五项基本要素，分别为人、地、时、物、象征符号，这些要素同样适用于殡葬活动。

1. 人：指与死亡相关的社会角色，包括临时性角色和长期性角色。临时性角色指的是那些临时加入死亡系统的人员，如车祸救援人员或葬礼上的临时工作人员；而长期性角色则指那些持续参与死亡系统的人，如缓和医疗病房的医护人员、殡葬服务从业者和法医等。

2. 地：指与死亡相关的特定场所，如医院、殡仪馆、墓地、寺庙、教堂及战争纪念馆等。

3. 时：指与死亡相关的时间节点，如清明、冬至、忌日、“头七”、“五七”、“七七”及逝者的周年纪念日等。

4. 物：指与死亡相关的物品，如医疗设备、死亡证明、殡葬用品和逝者的遗物等。

5. 象征符号：指代表死亡的象征性物品、语言、声音和行为，如黑色服饰、数字“4”、警车或救护车的鸣笛声，以及默哀、哭泣、祈祷等行为。

殡葬活动由死亡观念、殡葬实物和殡葬行为三大要素构成。卡斯滕鲍姆的五项基本要素可以视为殡葬活动中的殡葬实物，而殡葬实物又受到死亡观念的深刻影响。因此，殡葬活动可以被定义为“在特定死亡观念的影响下，人们使用具有特定象征意义的工具或符号，在特定的时间和地点进行的一系列安顿死者的活动”。死亡是人类永恒的话题，尽管常被回避，但死亡活动仍是社会活动的重要组成部分，而殡葬活动在其中扮演着关键角色。

作为生死边界的守护者，医护人员不仅承担着救死扶伤的使命，也必须面对生命的脆弱性。因此，医护人员学习殡葬文化，可以更深入地理解生命终末期患者在社会和灵性层面的需求，从而提供更加人性化的缓和医疗服务。

（二）古代的殡葬方式

我国古代有多种殡葬方式，不同的殡葬方式与当时人们的思想观念、宗教信仰、经济水平、生活方式、地理环境等要素息息相关。

1. 土葬。土葬作为中国的传统殡葬方式，其根源可追溯至自然崇拜时期。古人认为大地充满灵性，植物四季更替，生生不息，这激发了土地的神秘感，由此产生了人类源自大地的观念，以及女娲造人的传说。在古人的观念中，人与植物一样，是大地的子嗣，死后应归于土地，形成了一种返璞归真的哲学。《礼记・祭义》说道：“众生必死，死必归土。骨肉毙于下，阴为野土。其气发扬于上为昭明。”《礼记・郊特牲》亦言：“魂气归于天，形魄归于地。”此外，《韩诗外传》也表达了相似的观点：“人死曰鬼，鬼者归也，精气归于天，肉归于土……”这些文献表明，古人相信人死后，其形体应埋入地下，而灵魂则升天。因此，土葬深受“入土为安”思想的影响。

2. 火葬。火葬是中国的另一种传统殡葬方式，其起源已不可考。《庄子・逸篇》记载：“羌人死，焚而扬其灰。”《列子》亦说道：“秦之西，有仪渠之国者，其亲戚死，聚柴薪而焚之。”这些记载表明，火葬在先秦时期已在某些地区流行。东汉时期，随着佛教的传入，火葬开始在僧侣及其信众中流行，甚至影响到皇室成员。唐宋时期，火葬更为盛行，但由于与儒家伦理相悖，宋、元、明、清的统治者曾禁止火葬。然而，佛教徒和一些少数民族地区仍保持此习俗。近现代，受西方文化影响，加之人口增长和资源紧张，火葬重新被提倡，并成为现代殡葬的主流方式。火葬后的骨灰通常会以土葬或其他方式进行最终处理。

3. 水葬。水葬是一种古老的殡葬方式，《南史》说道："死者有四葬，水葬则投之江流。"在我国的一些临江、傍河、依海的地区，水葬习俗尤为常见。水葬通常涉及将遗体整体或肢解后放入水中，随水流而去。这一习俗与古代的图腾崇拜有关，古人将鱼类视为重要的图腾。一些地区将鱼视为食尸的"水菩萨"，而其他地区则认为水是生命之源，死后水葬象征着生命的回归。然而，在某些民族习俗中，水葬被视为较低等的殡葬方式，通常用于凶亡者、传染病患者或生前行为不端的人。现代社会的海葬与古代水葬有相似之处，但现代海葬通常是将火化后的骨灰撒入指定海域。

4. 二次葬。二次葬，也称为洗骨葬或捡骨葬，是一种将逝者遗体暂时停放或埋葬，待肌肉组织腐化后，再将骨骸取出并举行仪式重新埋葬的过程。《列子》说道："楚之南，有炎人国者，其亲戚死，朽其肉而弃之，然后埋其骨，乃成为孝子。"二次葬的原因尚需进一步研究，现代学者认为，古人可能认为灵魂寄居于骨头，尤其是头骨中。《中国史稿》写道："血肉是属于人世间的，灵魂可以离开肉体而单独存在，并且永远不死。"因此，人们希望逝者的肉质尽快腐烂，以便迁移骨骸，举行正式的埋葬，使家族成员在另一个世界里早日团聚。现代火葬后将骨灰择地落葬，实际上也体现了二次葬的某些特点。

5. 衣冠冢。衣冠冢是一种仅葬有逝者衣物或其他遗物，而不葬遗体的殡葬方式。《史记·封禅书》记载："古者先振兵释旅，然后封禅。"衣冠冢的起源虽不可考，但历史悠久。衣冠冢存在的原因可能是，古时有人战死沙场，尸骨无存，或逝者客死异乡，已在别处安葬，衣冠冢便成为纪念的象征。此外，不少名人设有衣冠冢，作为纪念他们的象征性墓葬。

（三）现代个性化的殡葬服务

1. 生前契约。生前契约指个人在生前与殡葬服务公司签订的，关于逝世后殡葬礼仪服务的合约。20 世纪初，生前契约概念进入美国，并逐渐发展成以消费者为中心的专业服务。第二次世界大战后，日本引入美国的生前契约制度，并将这项服务命名为"生前契约"，后来这一概念传入我国时沿用了这一名称。生前契约服务主要包括临终关怀、遗体接送、灵堂搭建、告别仪式及法律咨询等。生前契约在我国的出现，与老龄化社会的到来和人们自主意识的增强有很大关系。过去人们忌讳谈"死"，但随着老龄化、少子化社会的到来，越来越多的老年人不得不独自面对生养死葬的问题。生前契约使得人们可以提前规划自己的"身后事"，是一种尊重个人意愿的体面选择。此外，随着自主意识的增强，人们更倾向于自己决定身后事的处理方式，而非完全依赖子女或亲友，生前契约恰好满足了这种个性化需求，同时有助于规范殡葬行业，避免不必要的开支。尽管目前生前契约在我国的普及率尚不高，但预计未来将有更多人认识到其价值，接受其理念。

2. 生命晶石。生命晶石是一种将骨灰在高温高压下进行二次燃烧，使其体积收缩并自然凝结成硬币大小球体的技术。这种晶石化后的骨灰，因所含微量元素的不同，呈现出不同的颜色和形态，有的晶莹剔透，有的多色交织，有的则与普通石头相似。生命晶石可以采用更为节地的“晶石葬”方式安放，也可以制作成胸针、吊坠等饰品，供家属随身携带。殡葬行业将珠宝首饰的成熟技术和设计应用于生命晶石，家属可根据个人喜好定制独特的生命晶石饰品。生命晶石作为一种新兴的纪念方式，挑战了传统的殡葬方式，成为媒体关注的焦点。业界认为，生命晶石是传统文化与现代技术的结合，代表了绿色殡葬的新实践。

3. 海葬。现代海葬通常指将骨灰撒入大海的殡葬方式，在我国许多沿海城市均可提供此项服务。海葬打破了我国传统的“入土为安”观念，因其环保、预防疾病传播、缓解土地压力等优势，受到政府的鼓励。海葬流程包括亲属提前至殡仪服务机构登记，殡仪服务人员安排时间进行海葬。活动当天，亲属携带逝者骨灰至指定地点，乘船至海葬地点。在专业司仪的引导下，亲属进行献花、致悼词、默哀、鞠躬等追思仪式，随后进行骨灰撒海。海葬结束后，亲属乘船返回。虽然海葬尚未成为主流，但随着人们观念的转变，预计未来将有更多人选择这一环保的殡葬方式。

4. 数字纪念。尽管殡葬行业历史悠久，但近年来在互联网和数字化方面取得了显著进步。许多墓园推出了云端祭扫、代客祭扫、在线纪念、远程告别等创新服务。此外，墓园还提供数字化纪念品，如数字鲜花、数字供品、数字相册等，推动殡葬行业向环保、集约化发展。随着数字化陵园的推出，墓园的环保节地发展趋势越发明显。未来殡葬行业的发展方向将是“互联网+实体”的融合。

二、殡葬仪式的功能

（一）社会层面的功能

殡葬仪式作为一项多人参与的社会性活动，具有加强伦理关系、重新确定家族成员角色及进行生死教育三项社会功能。

1. 加强伦理关系。儒家向来十分重视“礼”文化，《论语·为政篇》有提及：“生，事之以礼；死，葬之以礼，祭之以礼。”意思是说，不论在生时还是死后，人必须以合乎其身份的礼数来对待亲人。为了强化“礼”的观念，古代殡葬仪式通过持续时间、祭奠方式、丧服差异、随葬品的不同等，强化长幼尊卑、亲疏远近的社会秩序。除了“礼”之外，儒家还十分看重“孝道”，《礼记·中庸》记载：“事死如事生，事亡如事存，孝之至也。”《孟子·离娄下》也说道：“养生不足以当大事，惟送死可以当大事。”程颐在《二程集》中也有提及：“孝莫大于安亲，忠莫先于爱主，人伦之本，无越于斯。”在古人眼中，“孝道”是人伦之本。随着时代的变迁，虽然人们的很多观念都发生了变化，但通过殡葬仪式体现晚辈对长辈孝心这一点几乎没有发生改变。

2. 重新确定家族成员角色。死亡对个人来说，是一种丧失，但对逝者所在的家族来说则形成了一种失序，过去习以为常的生活状态因为逝者的离去而变得失去了平衡，亲友们需要用殡葬仪式重新构建出一个没有逝者的新的关系网络。葬礼上，血缘、亲缘关系可以再次得到确认，亲友们互相表达安慰与支持，避免丧亲者独自面对悲伤。在举办殡葬仪式的过程中，有些人会提供实质性的帮助，有些人给予精神上的支持，有些人则会给予未来生活的指导，殡葬仪式进行的同时，大家形成一个短暂的支持性团体，其间各自认领不同的分工，这种分工是对成员角色的确认，也为整个家族开启新生活提供了铺垫。

3. 进行生死教育。过去，死亡被视为家庭事件，而现在则更多被视为医疗事件，大多数人的生命在医院终结，死亡仿佛从日常生活中淡出，导致公众对生死的认识和教育缺失。通过参与殡葬仪式，人们可以更深刻地认识和理解死亡，真切感受到生命的有限性和精神生命无限的可能性。在亲友的支持与鼓励中，丧亲者也能体会到人性的温情与关怀。殡葬仪式是进行生死教育的重要时刻。

（二）心理层面的功能

许多人将殡葬仪式视为处理逝者遗体的单一活动，甚至有些人认为，人死后便无知觉，因此无需举行复杂的殡葬仪式。然而，这些观点都是片面的。生命独一无二且极其宝贵，殡葬仪式不仅是对逝者的最后致敬，也是对生者的一种慰藉。当一个充满活力的生命走向终点，与其朝夕相处的亲友们自然会感到难以言喻的悲伤。在悲伤难以用言语表达时，一系列庄重的殡葬仪式可以成为情感宣泄的有效途径。

居丧期间，丧亲者可能会经历悲伤、否认、愤怒、痛苦、忧郁、焦虑、孤独等一系列负面情绪。此时，亲人、朋友的支持和专业人士（如殡葬服务人员、悲伤辅导专家）的援助对丧亲者来说至关重要。悲伤疗愈领域专家威廉·沃登（William Worden）在其著作《悲伤辅导与悲伤治疗》中，将哀悼过程精炼为四个主要任务：接受丧失的事实、处理悲伤的痛苦、适应逝者缺席的新现实和寻找新的生活方式。在殡葬仪式中，目睹逝者的遗体、瞻仰其遗容，有助于强化逝者已逝的现实感，从而帮助丧亲者接受丧失的事实，并适应没有逝者的新生活。

殡葬仪式中，生者通过悼词来表达对逝者的怀念与敬意，这不仅能唤起生者与逝者相关的温馨记忆，也能在一定程度上缓解死亡带来的痛苦，将悲伤转化为对逝者的深情怀念。此外，殡葬仪式为丧亲者提供了一个宣泄悲伤的平台，在这一特定的时间和场合，他们可以无需压抑地表达自己的悲伤，并从中得到他人的支持、理解、关爱与同情。总体而言，殡葬仪式在悲伤辅导过程中扮演着不可替代的角色，它不仅是对逝者的最后告别，也是对生者心灵的疗愈和慰藉。

（三）宗教层面的功能

据政府相关门户网站数据显示，目前我国主要有佛教、道教、伊斯兰教、天主教和基督教等宗教，截至 2018 年，我国信教公民近 2 亿人，宗教教职人员 38 万余人。另外，我国还存在多种民间信仰。对于没有宗教信仰的人来说，躯体的死亡是一个生物体的终结，但对于一个有宗教信仰的人来说，殡葬仪式现场是表达死亡与生命意义的场所，殡葬仪式也更像是一种宗教仪式，一种表达死后意义的仪式。对于有宗教信仰的人来说，殡葬仪式除了上述一般功能之外，还多了一层诠释死亡意义的功能。

参考文献

[1] National Consensus Project. Clinical practice guidelines for quality palliative care [M]. 2nd ed. Pittsburgh：National Consensus Project，2013.

[2] WHO. Quality of Life Spirituality，Religiousness and Personal Beliefs Group（WHO QOL SRPB Group）. A cross－cultural study of spirituality，religion，and personal beliefs as components of quality of life [J]. Soc Sci Med，2005（62）：1486－1497.

[3] National Institute for Clinical Excellence. Improving supportive and palliative care for adults with cancer [M]. London：National Institute for Clinical Excellence，2004.

[4] LIN C P，CHENG S Y，MORI M，et al. Taipei declaration on advance care planning：a cultural adaptation of end－of－life care discussion [J]. J Palliat Med，2019，22（10）：1175－1177.

[5] 国家卫计委. 安宁疗护实践指南（试行）[Z]. 2017.

[6] CAO Y L，KUNAVIKTIKUL W，PETRINI M. A proposed conceptual framework of spiritual care competence for Chinese nurses [J]. Nurs Health Sci，2020，22（3）：498－506.

[7] 付海艳，罗煜，李红娟，等. 临终关怀多维度困境和解决思路——以晚期肝癌为例 [J]. 医学与哲学，2020，41（3）：21－25.

[8] WRIGHT S. The heart and soul of nursing [J]. Nurs Stand，2011，25（30）：18－19.

[9] EAPC. 10th World Research Congress of the European Association for Palliative Care [J]. Palliat Med，2018，32（1 _ suppl）：3－330.

[10] WHO. Planning and implementing palliative care services：a guide for programme managers [M]. Geneva：WHO，2016.

[11] FISHER J. The four domains model：connecting spirituality，health and well－being [J]. Religions，2011（2）：17－28.

[12] ELLISON C. Spiritual well－being：conceptualization and measurement [J]. J Psychol Theol，1983（11）：330－340.

[13] CHAO CC，CHEN C H，YEN M. The essence of spirituality of terminally ill patients [J]. J Nurs Res，2002，10（4）：237－245.

[14] HENDERSON V. The nature of nursing [M]. New York：Macmillan，1966.

[15] TRAVELBEE J. Interpersonal aspects of nursing [M]. 2nd ed. Philadelphia，PA：F. A. Davis Company，1971.

[16] NEUMAN B D. The Neuman systems model [M]. 3rd ed. Norwalk，CT：Appleton & Lange，1995.

[17] ROY C. The Roy adaptation model [M]. 3rd ed. Upper Saddle River，NJ：Pearson，2009.

[18] WATSON J. Nursing：Human science and human care：a theory of nursing [M]. Sudbury，MA：Jones and Bartlett，1985.

[19] SWANSON K M. Empirical development of a middle range theory of caring [J]. Nurs Res，1991，40（3）：161－166.

[20] ROGERS M. The science of unitary human beings：Current perspectives [J]. Nurs Sci Q，1994，7（1）：33－35.

[21] MARIANO C. Holistic nursing as a specialty：holistic nursing－scope and standards of practice [J]. Nurs Clin North Am，2007，42（2）：165－188.

[22] ERICKSON H L. Philosophy and theory of holism [J]. Nurs Clin North Am，2007，42（2）：139－163.

[23] National Consensus Project. Clinical practice guidelines for quality palliative care [M]. 2nd ed. Pittsburgh, PA: National Consensus Project, 2013.

[24] Ministry of Health, Labour and Welfare. Press release data on what follows after the proposal to revise the 'definition of health' in the WHO Charter—Results of 52nd WHO General Meeting [EB/OL]. (2010—12—21) [2024—05—05]. http://www1.mhlw.go.jp/houdou/1110/h1026—1_6.html.

[25] WHO. WHOQOL—SRPB Field—Test Instrument [Z]. Geneva: WHO, 2002.

[26] International Council of Nurses. Internationalcouncil of nurses' code of nursing [M]. Geneva: WHO, 2005.

[27] GRANT E, MURRAY S A, KENDALL M, et al. Spiritual issues and needs: perspectives from patients with advanced cancer and nonmalignant disease. A qualitative study [J]. Palliat Support Care, 2004, 2 (4): 371—378.

[28] ROSS L, MCSHERRY W, GISKE T, et al. Nursing and midwifery students' perceptions of spirituality, spiritual care, and spiritual care competency: a prospective, longitudinal, correlational European study [J]. Nurse Educ Today, 2018 (67): 64—71.

[29] COOPER KL, CHANG E. Undergraduate nurse students' perspectives of spiritual care education in an Australian context [J]. Nurse Educ Today, 2016 (44): 74—78.

[30] Canada Nurses Association. Spirituality, health and nursing practice—position statement [M]. Ottawa: CAN, 2010.

[31] FOWLER M. Faith and ethics, covenant and code, the 2015 revision of the ANA Code of Ethics for nurses with interpretative statements [J]. J Christ Nurs, 2017, 34 (4): 216—224.

[32] American Nurses Association. Code of ethics for nurses, with interpretive statements [M]. Silver Spring, MD: ANA, 2015.

[33] 张新庆. 护理伦理学——理论构建与应用 [M]. 北京：学苑出版社，2014.

[34] YANG K P. The spiritual intelligence of nurses in Taiwan [J]. J Nurs Res, 2006, 14 (1): 24—35.

[35] LOU V W Q. Spiritual well—being of Chinese older adults—conceptualization, measurement and intervention [M]. New York: Springer, 2015.

[36] EDWARDS A, PANG N, SHIU V, et al. The understanding of spirituality and the potential role of spiritual care in end—of—life and palliative care: a meta—study of qualitative research [J]. Palliat Med, 2010, 24 (8): 753—770.

[37] 李梦奇，王颖，谢海燕，等. 癌症患者灵性护理需求的现状及其影响因素研究 [J]. 中华护理杂志，2017，52 (8)：930—934.

[38] 张雪，王梅，陈晓欢，等. 急性白血病患儿的灵性需求及干预 [J]. 护理学杂志，2018，33 (3)：5—8.

[39] 韦迪，刘翔宇，谌永毅，等. 灵性照顾能力量表的研究进展 [J]. 护理学报，2017，24 (20)：22—24.

[40] 李宁，田冰洁，赵丹，等. 护理人员灵性照护教育研究进展 [J]. 中国护理管理，2017，17 (2)：188—192.

[41] 陈俊娥，郑美春. 结肠造口患者心理社会需要的研究 [J]. 齐鲁护理杂志，2010，16 (22)：21—22.

[42] 国仁秀，杨红. 1 例终末期结肠癌伴恶性腹水患者的安宁疗护 [J]. 护理学报，2019，26 (17)：65—67.

[43] 梁赛，成琴琴，谌永毅，等. 灵性照护教育的研究现状 [J]. 护理学报，2016，31（3）：94－97.
[44] Cher. 天价培训费用，竟一无所获而终—致全国老年护理同胞书 [EB/OL].（2019－03－14）[2024－05－05]. https://d.wps.cn/v/8uFTC?_850=&s=qr&from=singlemessage&isappinstalled=0.
[45] 吕方芳，王丰硕. 佛教与生命关怀的实践——“生死学与生命关怀”国际学术论坛成果综述 [J]. 法音，2019，413（1）：78－81.
[46] ROGERS M. Spiritual dimensions of advanced practice nursing [M]. New York：Springer Nature，2021.
[47] ROGERS M. Spiritual dimensions of advanced nurse practitioner consultations in primary care through the lens of availability and vulnerability：a hermeneutic enquiry [D]. Huddersfield，UK：University of Huddersfield，2016.
[48] NIU Y. Meaning and experiences of spirituality and spiritual care among people from Chinese backgrounds living in England：a grounded theory investigation [D]. Staffordshire，UK：Staffordshire University，2019.
[49] ROGERS M，WATTIS J. Understanding the role of spirituality in providing person－centred care [J]. Nurs Stand，2020，35（9）：25－30.
[50] THORUP C B，RUNDQVIST E，ROBERTS C，et al. Care as a matter of courage：vulnerability，suffering and ethical formation in nursing care [J]. Scand J Caring Sci，2012，26（3）：427－435.
[51] 朱俊红，吴宏华，曾迎春，等. 灵性关怀认知及相关护理伦理问题的探讨 [J]. 中华结直肠疾病电子杂志，2021，10（1）：108－112.
[52] 王云岭. 现代医学与尊严死亡 [M]. 济南：山东人民出版社，2016.
[53] 卢岳华. 医学的无奈与生命的尊严：透过医学难题看生命的底色 [M]. 桂林：广西师范大学出版社，2018.
[54] BOYMAN S. 生与死——现代道德困境的挑战 [M]. 江丽美，译. 香港：桂冠图书股份有限公司，1997.
[55] 沈铭贤. 生命伦理飞入寻常百姓家——解读生命的困惑 [M]. 上海：上海科技教育出版社，2011.
[56] 徐宗良. 面对死亡——死亡伦理 [M]. 上海：上海科技教育出版社，2011.
[57] 郑晓江. 生命与死亡——中国生死智慧 [M]. 北京：北京大学出版社，2011.
[58] 郑晓江. 中国生死智慧 [M]. 南昌：江西人民出版社，2013.
[59] 郑晓江. 生命教育演讲录 [M]. 南昌：江西人民出版社，2008.
[60] 郑晓江. 感悟生死 [M]. 郑州：中州古籍出版社，2007.
[61] 郑晓江. 生命忧思录：青少年生命教育刻不容缓 [M]. 福州：福建教育出版社，2011.
[62] 段德智. 西方死亡哲学 [M]. 北京：北京大学出版社，2006.
[63] 段德智. 死亡哲学 [M]. 武汉：湖北人民出版社，1991.
[64] SAMUEL E. 悲伤的力量 [M]. 黄菡，译. 桂林：广西师范大学出版社，2018.
[65] 施罗兴，罗维. 人生终站的陪伴——临终关怀百题 [M]. 上海：上海交通大学出版社，2012.
[66] 爱德华·泰勒. 原始文化 [M]. 蔡江浓，编译. 杭州：浙江人民出版社，1988.
[67] 朱天顺. 中国古代宗教初探 [M]. 上海：上海人民出版社，1982.
[68] 郭沫若. 中国史稿 [M]. 北京：人民出版社，1978.
[69] 王夫子. 殡葬文化学 [M]. 长沙：湖南大学出版社，2018.
[70] 朱金龙. 殡葬学导论 [M]. 北京：中国社会出版社，2008.
[71] 殷居才，郑吉林. 殡葬社会学 [M]. 北京：中国社会出版社，2004.

［72］金开诚. 丧葬文化［M］. 长春：吉林文史出版社，2012.
［73］薛理勇. 丧葬习俗［M］. 上海：上海文化出版社，2011.
［74］李仲祥，王增永. 婚丧礼俗面面观［M］. 济南：齐鲁书社，2001.
［75］于潇. 死亡文化［M］. 北京：中国经济出版社，2014.
［76］王衍军. 中国民俗文化［M］. 广州：暨南大学出版社，2008.
［77］雷爱民. 死亡是什么［M］. 北京：北京大学出版社，2020.
［78］刘新宪. 悲伤疗愈［M］. 北京：中国人民大学出版社，2021.
［79］GERE B F，METRESS F K. Perspectives of death and dying［M］. Boston：Jones and Bartlett，1995.
［80］KASTENBAUM R J. Death，society，and human experience［M］. 5th ed. Boston：Allyn & Bacon，1993.

第七章　缓和医疗教育和培训

【学习目标】

1. 了解开展缓和医疗教育和培训的意义。
2. 了解缓和医疗教育和培训在国内外开展的情况。
3. 掌握缓和医疗教育和培训内容及课程设置。

【关键词】

缓和医疗；教育；培训

第一节　缓和医疗教育和培训的必要性和开展情况

WHO 指出，医护人员和社会大众接受缓和医疗教育和培训是缓和医疗发展的核心要素，对缓和医疗的人力、教育和培训的投入，是为了满足人民群众生命终末期的照护需求。缓和医疗教育和培训能改变人们对生命终末期及死亡的认知，让人们在需要的时候主动选择并接受缓和医疗，实现生命尊严。

一、开展缓和医疗教育和培训的必要性

（一）缓和医疗专业人才匮乏

目前，国内缓和医疗教育和培训不足，接受过专业培训的人员数量还无法支持在全国范围内进一步推行缓和医疗服务。中国生命关怀协会在 2019 年调查了 70 个安宁疗护试点市（区），结果显示，从事缓和医疗的医生 6 千余人、护士 5 千余人，每万名常住人口拥有缓和医疗医生 0.18 人、护士 0.17 人。

（二）医护人员对缓和医疗认知不足

医护人员对缓和医疗的实质性理解不深入，一些地区虽然开展了缓和医疗服务，但缓和医疗团队根本不了解缓和医疗的服务内涵。例如，一些医生不愿意或不善于使用阿片类镇痛药，不能很好地处理患者的疼痛症状；一些医护人员甚至将缓和医疗与“等死”“放弃治疗”相提并论，误解并误导了缓和医疗的开展。由于医护人员的认知不足，造成了过度治疗与资源浪费的现象，绝大部分的医疗支出都集中在了生命终末期，尤其

是重症监护室的患者。

（三）缓和医疗的地区发展不平衡

近年来，国家卫健委已在各大城市开展缓和医疗试点工作，我国部分医院设立了安宁疗护（缓和医疗）中心，但多分布在各大省会城市的三甲医院，基层医疗机构或养老机构无相关设置。部分基层医疗机构开设了缓和医疗相关服务，但由于基层医疗机构缓和医疗专业技术人员的缺乏，公众对这类服务的信任度不高。

二、缓和医疗教育和培训的开展情况

（一）世界层面缓和医疗教育和培训开展情况

2014 年世界卫生大会第 67.19 号决议中有关缓和医疗教育和培训方面的建议提出：为所有医学及护理学学生、全科医生/初级卫生保健医生提供基本缓和医疗教育和培训，对所有日常为患有危及生命的疾病患者服务的医生提供中级缓和医疗教育和培训，为缓和医疗带教者、临床指南制定者、临床科室主任等提供专业缓和医疗教育和培训。WHO 于 2016 年发布《规划和实施缓和治疗服务：项目管理人员指南》、2018 年发布《将缓和医疗整合至初级卫生保健指南》及儿童缓和医疗方面的指南。

（二）国外缓和医疗教育和培训开展情况

国外缓和医疗起步较早，有多个国家和地区已将其作为临床医学分支学科。英国是现代缓和医疗的发源地，很早就将缓和医疗服务纳入了国家医疗健康服务体系，2008 年启动“临终关怀战略”（End of Life Care Strategy），将缓和医疗纳入了国家发展战略，因而其缓和医疗教育和培训体系也较为完备，社会大众可以通过很多机会接触到相关教育。加拿大 2002 年发布《基于国家原则和规范的临终关怀与缓和照护实践模式指南》，并于 2013 年进行修订。美国的缓和医疗发展较快、较好，下面主要介绍美国的相关情况。

1. 政策和社会推动。

美国政府在缓和医疗教育和培训领域采取了积极措施，通过一系列政策和法规来支持该领域的发展。早在 1982 年，美国政府就将缓和医疗纳入医疗保险覆盖范围。2004 年通过的《缓和照护培训法案》及后续通过并反复修订的《安宁缓和医疗教育和培训法案》，为缓和医疗教育提供了稳定的资金支持。

此外，多个社会学术组织在推动缓和医疗教育和培训方面发挥了关键作用。例如，临终关怀教育协会（End-of-Life Nursing Education Consortium，ELNEC）、缓和照护教育小组（Palliative Care Educational Team，PCET）和国家安宁缓和护士认证委员会（National Board for Certification Hospice and Palliative Nurses，NBCHPN）等，都通过各自的努力促进了缓和医疗教育和培训的进步。ELNEC 的“ELNEC-Core”课程自 2001 年推出以来，每年更新并培训数以万计的专业人员。2003 年，ELNEC 推出了“培训照护师”（Train the Trainer）课程体系，2017 年又增加了跨学科沟通培训师课程，以提升缓和医疗团队成员的沟通技能。

2. 教育机构的角色。

美国在缓和医疗教育和培训方面建立了一套完整的制度和组织形式，将缓和医疗作为医学院校的必修课程。通过模拟剧等互动教学方法，学生能够更直观地体验与死亡相关的情感和仪式。在高等教育层面，俄亥俄州乌尔苏拉会学院（Ursuline College）很早就设置了缓和照护护理硕士学位。2017 年，美国安宁缓和护理协会的网站公布了 15 个硕士和博士项目及 3 个线上课程，科罗拉多大学（University of Colorado）和马里兰国立大学（National University of Maryland）也新增了多学科学位课程和认证项目。

3. 考核和认证。

美国缓和医疗教育和培训的考核方式多样，除了传统的理论考核，还采用客观结构化临床考试（Objective Structured Clinical Examination，OSCE），目的是让各专科的医学生均具有缓和医疗的基本能力。2011 年，美国联合委员会（Joint Commission）推出了基于医院的缓和医疗认证项目，2016 年又推出了社区缓和医疗护士资格认证考试。

（三）国内缓和医疗教育和培训开展情况

1. 国内缓和医疗的质量标准。

2017 年，国家卫计委出台了《安宁疗护中心基本标准（试行）》《安宁疗护中心管理规范（试行）》和《安宁疗护实践指南（试行）》等规范性文件，部分省（市）也相继出台地方性的规范或相关评定标准，如上海市制定了《上海市安宁疗护服务规范》，四川省制定了《四川省国家级安宁疗护试点工作评估表》，太原市出台《安宁疗护机构服务规范》《居家安宁疗护服务规范》《机构医养结合服务规范》《居家医养结合服务规范》。

2. 国内缓和医疗的教育和培训。

我国缓和医疗的教育和培训多以短期课程为主，但普遍存在内容零散、缺乏深度和新意的问题。目前尚未形成一个系统化的教育和培训体系。尽管如此，一些高等医学院校和医院，如北京协和医学院、北京大学医学部、中国医科大学、四川大学华西第四医院等，已经开设“姑息医学”“舒缓医学”和“生死教育”等相关课程。然而，这些课程主要面向本科及研究生层次的学生，尚未普及至所有医护人员及社会大众。

（1）台湾地区的经验：台湾地区作为我国在缓和医疗教育和培训领域探索的先行者之一，早在 1993 年，就已制定了一套针对临床照护专业人员的核心课程。该课程框架涵盖三个关键维度，包括正确的态度（Attitude）、熟练的技巧（Skill）和精确的知识（Knowledge），简称为“ASK”。

（2）行业学会的推动作用：中国抗癌协会安宁疗护专业委员会、中国医师协会、中华护理学会安宁疗护专业委员会等国内行业学会，每年组织缓和医疗相关的培训活动，对推动国内缓和医疗教育和培训起到了积极作用。

三、缓和医疗教育和培训的对象和内容

缓和医疗教育和培训的对象包括普通大众、在校医学生、医护人员、社会工作者、心理咨询师、营养师、药剂师、志愿者等，其培训内容也是多维度的，主要涉及生死教育，患者的身体、心理、社会、灵性的照护，人文关怀、文化照护、伦理和法律，以及对患者家属的照护等诸多方面（详见本章第二节“缓和医疗教育和培训的内容”）。因此，缓和医疗教育和培训在课程设置上需要多学科、多领域的多维度合作。

四、缓和医疗教育和培训的组织形式

（一）多途径宣传普及，开展公众教育

可通过海报、短视频、微电影、电视节目、电台节目、手机推送等多种形式向公众宣传，提升社会大众对缓和医疗的关注度及对缓和医疗理念的知晓度。

（二）缓和医疗专业人员的短期培训

这类培训包括缓和医疗师资培训或骨干人员培训。

（三）适宜技术推广培训

这类培训以实地操作为主，在实训室开展基础技术的示范及培训。后期可在带教人员指导下，到病房实际环境中观摩及操作。

为了提升缓和医疗领域的专业水平，采取“理论学习与临床实践相结合”的培训模式，对医护人员进行集中强化培训。培训时长根据个人的能力和对未来工作的具体期望而定，通常为2～6个月。

第二节　缓和医疗教育和培训的内容

一、国外缓和医疗教育和培训的内容

1993年，英国和爱尔兰姑息治疗学会制订了专科医生培训大纲（表7－1），训练内容中包含缓和医疗的相关知识、态度和临床技能，医生通过培训后可获得相关资质。同时，英国和爱尔兰姑息治疗学会明确了缓和医疗专科医生胜任能力的评估标准。

表 7-1　英国和爱尔兰姑息治疗学会专科医生培训大纲

主题	具体内容
缓和医疗概述	1. 缓和医疗的历史、理念和定义； 2. 缓和医疗专科医生的个人特质和特性； 3. 和其他专业的交叉
生理层面的缓和照护	1. 特定疾病的疾病过程及涉及的缓和医疗问题； 2. 症状控制、用药原则； 3. 疼痛的评估及处理； 4. 其他症状评估及处理
心理、社会层面的缓和照护	1. 社会与家庭的关系； 2. 生命终末期患者的心理需求； 3. 与患者及其家属沟通医疗决策及预后； 4. 专业人员的压力与耗竭； 5. 悲伤辅导及丧亲者的支持； 6. 患者及家庭的财务状况
宗教、灵性及文化层面的缓和照护	1. 对死亡恐惧的处理； 2. 文化和种族的特点； 3. 生命回顾与完成未了的心愿； 4. 濒死前的准备、安排后事； 5. 内在灵性的安宁与成长
伦理问题	缓和医疗临床实务的应用伦理
团队合作	团队间的沟通、互动与合作
组织架构	1. 政策制度； 2. 经费管理； 3. 人员发展； 4. 法律框架
工作发展及质量控制	1. 住院照护； 2. 居家照护； 3. 日间照护； 4. 共同照护系统； 5. 社区共同照护网络； 6. 照护质量及监测
教学与研究	缓和医疗研究规范与论文发表

二、国内缓和医疗教育和培训的内容

（一）教育和培训计划

培训对象：缓和医疗团队成员，包括医生、护士、社会工作者及灵性工作人员。

培训内容：各类人员须接受入门课程和进阶课程培训（具体课程内容见后文），然后根据需要选择选修课程，选修课程内容包括身心整合与香气工作坊、艺术治疗工作坊、音乐治疗工作坊、愤怒工作坊等。

（二）医生课程

拟加入缓和医疗团队的医生应先接受入门课程培训，然后结合工作实际决定是否参加进阶课程培训（表 7—2）。

表 7—2　缓和医疗医生培训课程

课程分类	课程名称	课时数
入门课程	缓和医疗的哲理、历史、模式、现状、愿景与展望	1.5
	文化及宗教的生死观、殡葬仪式	2
	死亡与濒死的伦理与法律	2
	悲伤概论	2
	非癌症患者的缓和医疗	2
	出院准备与居家缓和医疗	2
	生命终末期患者的灵性需求	2
	末期疾病疼痛处理	2
进阶课程	沟通技巧、病情告知与同理心演练	6
	团队有效运作模式	2
	悲伤辅导理论	3
	儿童缓和医疗概述	2
	缓和医疗的辅助疗法：芳香、音乐、艺术、宠物、经皮神经电刺激（TENS）等（概论）	1
	案例讨论	4
	家属需要、家庭评估与家庭会议（医护团队）	2
	缓和医疗的急症处理（医护团队）	1

（三）护士课程

拟加入缓和医疗团队的护士应当接受入门课程培训，然后根据工作实际决定是否参加进阶课程培训（表 7—3）。

表 7−3　缓和医疗护士培训课程

课程分类	课程名称	课时数
入门课程	缓和医疗的哲理、历史、模式、现状、愿景与展望	1.5
	文化及宗教的生死观、殡葬仪式	2
	死亡与濒死的伦理与法律	2
	悲伤概论	2
	非癌症患者的缓和医疗	2
	出院准备与居家缓和医疗	2
	生命终末期患者的灵性需求	2
	末期疾病疼痛处理	2
	常见的精神症状与处理：意识紊乱、抑郁、焦虑、恐惧	2
	常见的症状控制与处理：淋巴水肿、胃肠道症状、呼吸困难及濒死症状	7
	舒适照护：翻身、摆体位、洗头、洗澡、指压按摩、口腔护理、足部护理、手部护理	7
	伤口护理	2
进阶课程	沟通技巧、病情告知与同理心演练	6
	团队有效运作模式	2
	悲伤辅导理论	3
	儿童缓和医疗概述	2
	缓和医疗的辅助疗法：芳香、音乐、艺术、宠物、经皮神经电刺激（TENS）等（概述）	1
	案例讨论	4
	家属需要、家庭评估与家庭会议（医护团队）	2
	缓和医疗的急症处理（医护团队）	1
	疼痛护理	3
	生命终末期患者的心理需求与护理	4
	缓和医疗临床决策的伦理与困境	3
	缓和医疗的辅助疗法（实务操作）	2
	缓和医疗专业人员特质、自我觉知与压力调适	2

（四）社会工作者课程

社会工作者入门课程与医生相同，进阶课程见表 7−4。

表 7-4 社会工作者进阶课程

课程名称	课时数
沟通技巧、病情告知与同理心演练	6
团队有效运作模式	2
悲伤辅导理论	3
儿童缓和医疗概述	2
缓和医疗的辅助疗法：芳香、音乐、艺术、宠物、经皮神经电刺激（TENS）等（概论）	1
案例讨论	4
家属需要、家庭评估与家庭会议（医护团队）	2
缓和医疗的急症处理（医护团队）	1
悲伤探索工作坊	11
家庭动力及家族讨论会	7
悲伤辅导理论及技术	14
生命回顾法与意义治疗法	7
义工招募、训练、督导	1.5
缓和医疗社会传播与教育	2
社会工作者职责与角色	1
社会工作者的自我认知	1
特殊人格评估及处理	1.5
社会大众募款、非营利组织管理、社会资源运用	2
团队成员教育与支持方案	1

（五）非缓和医疗类医护人员的教育和培训课程

非缓和医疗类医护人员在面对生命终末期患者时，也需要将缓和医疗的理念贯穿于诊疗过程中。缓和医疗专业教育和培训课程的范本见表 7-5。

表 7-5　缓和医疗专业教育和培训课程

场次	医生	护士	课时数	主题	内容
模块 A	必 1	必 1	1	缓和医疗的介绍	缓和医疗的哲理、现况与展望
	必 1	必 1	1	缓和医疗的介绍	社区缓和医疗
	必 2	必 2	2	缓和医疗的介绍	老年人及十大末期疾病患者的缓和医疗
	必 2	必 2	2	缓和医疗相关伦理与法律	缓和医疗相关条例与法律在临床上的运用
	必 2	必 2	2	缓和医疗相关伦理与法律	缓和医疗临床决策的伦理与困境
模块 B	必 1	必 1	1	生命终末期症状控制与舒适照护	末期疾病症状评估与控制总论
	必 1	必 1	1	生命终末期症状控制与舒适照护	末期疾病不同的轨迹（Disease Trajectory）与存活期预估
	必 1	必 1	1	生命终末期患者及其家属的心理、社会与灵性照护	生命终末期患者的社会—心理需求
	必 1	必 1	1	生命终末期患者及其家属的心理、社会与灵性照护	生命终末期患者家属的灵性需求
	必 1	必 1	1	缓和医疗服务（含住院、居家及共照）相关表单、制度与转介	出院准备与居家缓和医疗
	必 1	必 2	2	生命终末期患者及其家属的悲伤辅导	悲伤辅导的临床实务运用
	必 1	必 1	1	生命终末期患者及其家属的悲伤辅导	生命终末期患者家属的照护
模块 C	必 1	必 2	2	沟通	末期疾病的病情告知技巧与死亡准备
	必 2	必 2	2	生命终末期症状控制与舒适照护	疼痛病理学、疼痛评估与照护；吗啡类镇痛药疼痛控制，非吗啡类镇痛药及辅助用药，疼痛患者及其家属的身体、心灵照护
		必 2	2	生命终末期患者及其家属的心理、社会与灵性照护	文化及宗教的生死观与殡葬仪式
	必 1	必 2	2	沟通	家庭动态评估、家庭会议与预设照护计划

续表

场次	医生	护士	课时数	主题	内容
模块 D	必 1		1	缓和医疗服务（含住院、居家及共照）相关表单、制度与转介	缓和医疗的专业照护（含初次评估）
		必 1	1	生命终末期患者及其家属的心理、社会与灵性照护	专业人员压力与耗竭（缓和医疗专业人员特质、自我觉知与压力调适）
	必 1	必 2	2	生命终末期症状控制与舒适照护	非癌症患者的缓和医疗（含急重症、终末期肾病、慢性阻塞性肺疾病、肌萎缩侧索硬化、艾滋病及痴呆）
	必 1	必 2	2	生命终末期症状控制与舒适照护	濒死症状与濒死期的照护
	必 1	必 1	1	生命终末期症状控制与舒适照护	呼吸症状处理
			1	生命终末期症状控制与舒适照护	中医药在缓和医疗中的运用
模块 E		必 1	1	缓和医疗服务（含住院、居家及共照）相关表单、制度与转介	缓和医疗相关表单的记录与书写
			1	缓和医疗相关伦理与法律	缓和医疗的伦理思辨
		必 1	2	缓和医疗服务（含住院、居家及共照）相关表单、制度与转介	缓和医疗护理记录在护理过程的运用
		必 1	2	缓和医疗的介绍	儿童缓和医疗概述
			2	生命终末期症状控制与舒适照护	缓和医疗的辅助疗法：芳香、音乐、宠物、经皮神经电刺激（TENS）等（概论）

（六）缓和医疗共照小组成员的教育和培训课程

如果在其他专科如肿瘤科、老年病科下设缓和医疗共照床位，则相关缓和医疗共照小组成员必须接受缓和医疗教育（含缓和医疗病房见习）及每年的继续教育。

1. 七大主题：缓和医疗的介绍，包括缓和医疗的目标、内涵、任务、国内外发展史及现状等；生命终末期患者的舒适照护；生命终末期症状控制；生命终末期患者及其家属的心理、社会与灵性照护；生命终末期患者及其家属的悲伤辅导；缓和医疗相关伦理与法律；沟通议题与缓和医疗服务相关表单、制度与转介。

2. 继续教育：每年继续教育课时数为 20 小时（含院际案例讨论、远程视频讨论、线上课程等）。

第三节　缓和医疗与标准化患者教学法

在缓和医疗发展的新阶段，将其理念纳入标准化患者（Standardized Patients，SP）教学法中显得尤为重要。这不仅有助于加深医学生对缓和医疗理念的理解，而且能够提升他们在生命终末期患者照护中的人文关怀素养、医患沟通技巧、健康教育能力及临床思维能力。

一、缓和医疗与标准化患者教学法的关系

标准化患者是一群通过特定教学方法提高医学生多方面能力的志愿者。他们致力于提升医学生的人文关怀素养、医患沟通技巧、健康教育能力及临床思维能力。缓和医疗的发展离不开医学教育的支持，更依赖于社会各界的积极参与。标准化患者大都来自社会大众，选择患者家属作为标准化患者，可以加深医护人员同患者及其家属的沟通交流，也能让家属更深刻地体会到患者的感受。

当标准化患者参与到缓和医疗的志愿服务中，他们不仅为患者及其家属提供必要的沟通和心理支持，同时也让医学生在缓和医疗教育中获得与真实患者互动的宝贵经验，提升处理生命终末期患者情况的临床技能。

二、缓和医疗与标准化患者教学法结合的必要性

随着社会的发展及我国法律的不断健全，新颁布的医疗法规越来越强调对患者隐私和权益的尊重与保护。患者的法律意识和自我保护意识也日益增强，导致越来越多的患者不愿意成为医学教育中的“活教材”，对参与临床教学活动的配合度降低。此外，由真实患者参与教学所引发的医疗纠纷也偶有发生，使得临床实习教学面临一定的挑战。

将缓和医疗理念与标准化患者教学法相结合，在缓和医疗领域中有效运用标准化患者教学法，实施多方面的临床技能模拟训练，显得尤为紧迫和必要。这种方法可以在保护患者隐私和权益的同时，为医学生提供一个无风险的学习环境，让他们能够通过与标准化患者的互动，安全地练习和提升临床沟通、诊疗技巧及处理复杂情感问题的能力。

三、缓和医疗在标准化患者教学法中的应用思考

临床教学老师在缓和医疗与标准化患者教学法的结合应用中扮演着核心角色，他们是这一过程的总设计师。临床教学老师应聚焦于缓和医疗在标准化患者教学法中的具体体现，包括教学内容的设计、参与原因、目的、预期效果、实际操作流程及评估标准，这些都应根据临床教学的实际需求进行周密规划。临床教学的程序、病历编写、角色扮演要求、评估考核要点等，都应由临床教学老师进行全面策划和执行。

接下来，我们将探讨缓和医疗在标准化患者教学法中的应用，并提出几点思考。

（一）提升医学生在缓和医疗实践中的人文关怀素养

在模拟教学环境中，标准化患者不仅要扮演特定的患者角色，还需关注医学生在诊疗过程中的职业行为是否规范。例如，医学生在采集患者病史时是否能采取适当的语气、和蔼的态度、有序的对话控制及恰当的鼓励和安慰，在进行体检时是否能展现出对患者隐私的尊重和对患者舒适度的考虑。这些细节是评估医学生是否具备人文关怀素养的重要标准，也是那些处于极度痛苦中、需要更多关爱与照护的危重患者所需要的。

医学是一门充满人文内涵的学科，医生的人文素养主要体现在同理心和责任感。通过标准化患者教学，我们可以帮助医学生培养同理心，掌握必要的关怀技巧，学会在与患者及其家属的沟通中，采用“先处理心情再处理事情”的方式，以达成共识和解决问题。

在标准化患者的反馈教学中，通过结合医学生的实际表现，对正确的行为规范进行实时交流和讨论。例如，医学生在问诊前应与患者建立和谐的医患关系，采集病史时应给予患者适当的鼓励，问诊结束时给予患者明确的交代和下一步安排。这种教学方式既实用又生动，易于被学习者接受和掌握。

在当前医疗环境中，特别是在缓和医疗中，医生常面临紧急而敏感的情况，患者及其家属的反应往往难以预料。通过标准化患者的模拟训练，可以帮助医学生提前感知未来可能出现的临床场景，并积累处理经验，从而有效避免医患纠纷，预防伤医事件。

有目的的模拟训练可以为医学生培养同理心和责任感、培养人文关怀素养提供重要的学习平台。通过实训，医学生可以逐渐领悟到临床医生应具备的人文关怀素养和行医品质，并在临床技能教学过程中不断提升救死扶伤、关爱病患的意识。

（二）培养医学生在缓和医疗实践中的医患沟通技巧与健康教育能力

医患沟通与健康教育是临床实践中的关键环节，尤其在医生了解患者的病情和病史后。通过有效的医患沟通与健康教育，可以缓解患者及其家属的疑虑，改善患者预后，提升就医满意度。此外，对疾病治疗方案的清晰讲解能够增强患者对治疗方案的依从性，而阐明治疗的必要性和合理性则有助于构建共识，减小医疗诉讼风险，并减轻医护人员的工作压力。对于生命终末期患者及其家属，选择恰当的医患沟通与健康教育技巧尤为重要，这有助于患者以更高的生活质量度过生命的最后时光，减轻患者家属心理压力，实现“生死两相安”。

因此，在标准化患者教学中，培养医学生的医患沟通技巧和健康教育能力是至关重要的。在实训过程中，医学生被要求不仅关注患者的当前病情和既往病史，还要运用医患沟通与健康教育技巧深入探讨患者的临床问题。例如，探讨患者对所患疾病的看法、疾病对患者及其家庭的影响、患者对治疗的期望，以及患者是否有精神和经济上的支持等。

通过沟通，医学生可以使患者感受到医者的关怀，纠正患者的认知误区以减少对治疗和康复过程的不利影响，尽可能地减轻患者的病痛。

此处以一位56岁男性标准化患者为例，该患者因长期吸烟导致反复咳嗽、咳痰，且近期病情加重，出现胸痛和咯血。医学生在了解到患者的吸烟习惯后，未能及时与患者沟通吸烟的危害，也未进行相应的健康教育。在教学反馈环节，标准化患者可以向医学生提出建议："在问诊过程中，你已经全面了解了患者的病情和吸烟习惯。若你能指出吸烟与健康之间的联系，及时与患者讨论其危害，并鼓励患者戒烟，那么你的问诊将更加有效。"医学生询问："那我应该如何进行呢？"标准化患者回答："你可以向患者说明吸烟的潜在危害，尤其是在病情加重时，并给予患者减少吸烟或逐步戒烟的建议。"

良好的医患沟通与健康宣教不仅是医生的职责，也是诊疗过程中至关重要的环节。标准化患者教学法在提升医学生医患沟通与健康宣教能力方面发挥着积极作用。

（三）培养医学生在缓和医疗实践中的临床思维能力

标准化患者教学法在医学教育中扮演着至关重要的角色，特别是在提升医学生临床思维能力方面。通过标准化患者教学，医学生能够在模拟真实的临床环境中练习问诊、查体等技能，从而在人文关怀、医患沟通、健康教育及临床思维方面得到显著提升。此外，标准化患者也被广泛应用于医学生的关键性考核，如客观结构化临床考试（OSCE），这些考核能够客观地检验医学生的综合临床思维能力和人文关怀素养水平。

传统的临床教学和评估方法往往侧重于知识记忆和笔试，导致学生更多关注书本知识而非临床技能。相比之下，OSCE等考核方式通过模拟真实临床情景，使医学生能够在与标准化患者的互动中学习和练习临床技能，从而更好地为面对真实的临床挑战做准备。

下面分享一个OSCE的案例。

案例分享

患者基本情况：一位中年男性因胸痛就诊，医生问诊得知患者活动后胸痛1周，加重半天。考试要求考生根据所学临床知识与技能，参考提示卡中已给出的患者基本情况及一般生命体征，在15分钟内完成如下操作：进行重点问诊、进行重点部位查体、与患者讨论初步诊断及下一步的安排。

观察发现，经过标准化患者教学法训练的高年级医学生均能胜任此类考核，都能够在规定时间内完成全部操作。考核中，考生们会用10分钟左右完成对患者的问诊，重点采集现病史，了解既往史、个人史和家族史。他们在有限的问诊时间里，不仅做到既有重点又照顾全面，还能灵活运用"组织安排""时间顺序""引证核实""段落小结""避免术语""鼓励提问""尊重患者""态度和蔼"等问诊技巧。在重点部位查体时，考生也能做到目标明确，着重检查患者的心、肺和腹部，并兼顾察看患者的甲床、颈静脉和下肢等身体局部的体征表现，按照视、触、叩、听顺序依次完成各重点部位的查体操作。考生一般会按要求当着患者的面进行手消毒，轻声向患者解释查体操作流程，适当遮盖患者的身体、恰当暴露患者的检查部位，有的考生还会用手捂热冰凉的检查器械并提醒患者如有不适及时告知等。查体结束后，考生会与患者讨论初步诊断并交代下一步的诊疗安排；有的考生还能根据采集到的病史情况和查见的患者实际体征做出鉴别诊断，提出自己的初步判断和需要做哪些进一步检查的建议与意见。可见，这种采用标准化患者进行的 OSCE 考核，确实起到了强化医学生以患者为中心的学习和以技能实操为重点的训练作用，使医学生的综合临床思维能力在标准化患者教学中得到了较大的提升。

培养重技能、高素质的现代医学人才是医学教育的最终目标，造就既掌握医疗技能又具备人文关怀素养的好医生是我们的共同追求。通过上述分析我们得知：标准化患者教学与医学生临床能力养成存在正相关关系，标准化患者教学的模拟场景下进行的临床实践与训练，不仅可基本保持病房与患者等临床的真实性，减少因医学生操控失误造成的对患者的伤害，还可降低可能发生的医疗纠纷或道德层面的风险。

标准化患者教学法不仅可以深化医学生以患者为中心的学习，为医学生积累更多面对未来真实临床情景的经验，避免出现面对真实患者的紧张或不知所措，还可为医学生临床技能训练搭建交互式学习平台，从而大大促进医学生各项临床技能的提升和综合行医能力的养成，也可为医学生人文关怀素养和医患沟通技巧的提高提供很好的帮助。我们应该抓住当前标准化患者教学法应用发展的有利时机，趁势而上，加快创新发展符合我国社情民意的医学人文教育与临床技能训练模式，把缓和医疗在标准化患者教学法中的应用真正落到实处并逐渐普及开来，努力实现以实践为基础的现代医学教育目标。

参考文献

[1] FIELD M J，CASSELL C K. Approaching death：improving care at the end of life [M]. Washington DC：National Academy Press，1997.

[2] National Council for Hospice and Specialist Palliative Care Services. Palliative care 2000 commissioning through partnership [M]. London：NCHSPCS，1999.

[3] National Council for Hospice and Specialist Palliative Care Services. Definitions of supportive and palliative care briefing number 11 [M]. London：NCHSPCS，2002.

[4] Association for Palliative Medicine. Palliative medicine syllabus and curriculum [M]. Southampton：APM，2002.

[5] Association for Palliative Medicine. Descriptors of competencies [M]. Southampton：APM，2002.

[6] CASAREM D J. The future of the palliative medicine fellowship [J]. J Palliat Med，2000，3（2）：151－155.

[7] 北京生前预嘱推广协会. 中国缓和医疗发展蓝皮书（2019—2020）[M]. 北京：中国人口出版社，2020.

第八章　缓和医疗服务模式

【学习目标】

1. 掌握缓和医疗团队的组成及各成员的职责、任务。
2. 熟悉缓和医疗团队的“五全”照护。

【关键词】

缓和医疗；“五全”照护

第一节　缓和医疗团队构建

一、缓和医疗团队的组成

缓和医疗团队的基本成员包括不同专业的医生、护士、心理治疗师（心理咨询师）、营养师、康复师、药剂师、护工、社会工作者、志愿者等。在缓和医疗服务实施过程中，大部分的医疗处置是由专科医生决定，可根据患者的情况或需求，邀请其他专科医生协助控制症状。缓和医疗团队不是一个一成不变的团队，而是一个富有弹性的团队，会随着患者病情的变化、医疗决策的不同而成立、重组，但整个团队是以患者为中心，以缓解患者症状、减轻患者痛苦、提高患者生活质量为目标。

二、缓和医疗团队的任务

1. 判断疾病的进展和变化，适当地与患者及其家属沟通相关信息。
2. 拟订疾病治疗与症状控制的整体计划，并在实施过程中考虑相关伦理问题。
3. 整体计划的规划、实施、监控。
4. 识别濒死患者。
5. 了解并减轻患者及其家属身体和心理上的痛苦，为他们重新建构希望，做到“全人、全程、全员、全家、全社区”的“五全”照护。
6. 协助死亡准备，包括长程或短期死亡准备。
7. 为患者家属和其他照护者提供专业支持，尤其注意患者家中的未成年人的需求。
8. 关注缓和医疗团队成员的身心健康。

三、缓和医疗团队的“五全”照护

“全人、全程、全员、全家、全社区”的“五全”照护是倡导以人为本的先进照护服务理念，其目的就是让患者及其家属过上有品质、有尊严、有温度的生活。“五全”照护从疾病诊断到患者逝世后的一段时间，都将为患者及其家属提供全方位的医疗照护服务，满足患者身体、心理、社会、灵性等方面的需求，尊重患者的信仰和家庭文化，协助患者家属应对悲伤过程。

“五全”照护其实就是多元化照护的整合，秉承的是以人为本、诚信至上的宗旨，将关怀生命的博爱医学人文精神融入其中。“全人”就是为患者提供全面服务，包括身体、心理、社会、灵性等方面的综合照护，帮助患者尽可能地积极生活，正确认识和对待疾病；“全程”指缓和医疗服务涵盖从疾病诊断的任何阶段到患者逝世后其家属的悲伤辅导；“全员”是指为患者提供缓和医疗服务的团队是综合、多元化、高度灵活的专业医疗团队；“全家”指缓和医疗团队不仅照护患者，也将照护患者家属的身体、心理问题，帮助家属缓解焦虑，促使家属和患者达成共识；“全社区”指根据社会结构和社区的作用，通过社区照护机构的介入，普及缓和医疗知识，提升社区居民的缓和照护水平。

四、缓和医疗服务分类

需要缓和医疗的患者，在躯体症状和情绪上存在很大差异。在实施缓和医疗时，必须考虑患者的年龄、文化背景及他们所能获得的支持，这些因素会导致患者对缓和医疗的需求也有很大的差别，必须依靠跨学科团队为患者及其家属提供全员的综合性照护。从缓和医疗服务提供者角度，可以将缓和医疗服务分为两大类。

1. 第一类是普通照护服务者提供的缓和医疗服务。这里的普通照护服务者指那些为患者及其家属提供每天一般性缓和医疗服务的人员，包括家庭医生、社区医疗机构的护士、护工、社会工作者、心理治疗师（心理咨询师）、中医医生等。这类缓和医疗服务的主要内容包括：

（1）在患者及其家属和专业缓和医疗人员之间搭建沟通的渠道。

（2）准确、全面地评估患者及其家属的需求。

（3）为患者及其家属提供所需信息，并为他们指引专业缓和医疗机构与服务（转介）。

（4）协调缓和医疗团队的时间安排。

（5）控制一般性症状和疼痛。

（6）为患者提供身体、心理、社会和灵性的支持。

2. 第二类是专业缓和医疗人员提供的缓和医疗服务。这里的专业缓和医疗人员是指处理更复杂的缓和医疗问题的专家，这些问题是普通照护服务者无法解决的。专业缓和医疗人员通过跨学科团队合作为患者及其家属提供系统全面的照护。

专业缓和医疗人员包括专科（如肿瘤内科、肿瘤放疗科、麻醉科、疼痛科、神经外科、泌尿科、中医科等）医生与护士、康复师、心理治疗师（心理咨询师）、营养师等。

他们主要提供住院和门诊治疗，包括对患者及其亲属进行心理疏导，以及进行缓和医疗知识的教育和培训。

第二节　医院—社区—居家三级缓和医疗服务

随着我国逐步进入老龄化社会，养老及缓和医疗需求日益增长。然而，综合或大型医院提供的缓和医疗床位数量有限，要寻找和建立适合我国国情的缓和医疗模式变得尤为迫切。在这一过程中，需要综合考虑两个主要方面：一是现有医疗卫生资源的合理分配；二是向公众普及临终照护的概念，以改变传统思维，提升公众对缓和医疗的认知和接受度。鉴于此，构建一个完善的医院—社区—居家三级缓和医疗服务机制显得尤为重要。

一、三级缓和医疗服务架构

（一）医院缓和医疗服务

1. 综合医院。在综合医院中，设立专门的缓和医疗病房，如缓和医疗科、姑息医学科、安宁疗护中心等；或者在老年病科、肿瘤科等专科病房中设立缓和医疗共照床位，这些床位由缓和医疗团队与专科团队共同管理，主要为生命终末期且症状严重、复杂的患者提供专业的缓和照护。

2. 专科医院。专科医院如肿瘤医院、老年病医院及部分儿童医院等，已建立或正在筹建缓和医疗病房或中心。这些机构专注于为相应专科领域的生命终末期患者提供缓和医疗服务，同样是针对那些症状严重、复杂的个案。

（二）社区缓和医疗服务

1. 依托社区医院的缓和医疗服务。依托社区医院，由接受过缓和医疗培训的医生、护士和社会工作者组成的小规模团队，为老年人、生命终末期患者及其家庭提供以症状管理为主的服务。对于症状较轻的患者，社区缓和医疗团队能够利用其良好的社区关系和便利的地理位置，有效地执行缓和医疗照护任务，成为缓和医疗服务体系中的关键一环。

2. 依托养老院的缓和医疗服务。养老院提供的缓和医疗服务侧重于日常护理和临终关怀，具有服务上的优势。然而，由于缺乏专业的医疗设施和人员，这些机构在症状缓解和医疗专业性方面存在局限。加之中国传统的孝道观念及对养老院服务质量的担忧，一些家庭对此模式持保留态度。

（三）居家缓和医疗服务

专业的医疗团队定期进行家庭访问，开展缓和医疗需求评估，并提供相应的照护服务。例如，李嘉诚基金会在全国范围内建立的多家宁养院，为贫困的癌症末期患者提供专业的居家症状控制和缓和照护服务。此外，一些综合医疗机构和社区机构也在积极探索和发展居家缓和医疗服务模式。

二、健全三级缓和医疗服务体系

2014 年，世界卫生大会通过了题为《在整个生命过程中加强缓和医疗作为综合照护的组成部分》的第 67.19 号决议。该决议认为，将缓和医疗纳入初级卫生保健服务体系及居家照护中尤为重要。2017 年，我国在 5 个市（区）开始试行安宁疗护服务，部分市（区）在试点的开始即启动了社区及居家缓和医疗服务。2018 年，国家卫健委老龄健康司在上海召开的全国安宁疗护试点工作经验交流会上指出，第一批安宁疗护试点市（区）已形成了医院、社区、居家、医养结合和远程服务的多层次缓和医疗服务模式。其后，《关于加强老年人居家医疗服务工作的通知》等文件均要求，积极开展居家和社区缓和医疗服务，让生命终末期患者就近享受到与综合医疗机构同等的缓和医疗服务，维护生命的尊严。缓和医疗应该寻求在正确的时间、正确的场所开展正确的服务，为不同人群提供更多的选择，让该入住医院的患者能够得到充分的救治，该接受社区缓和医疗服务的患者能够留在社区机构，愿意居家的患者也不会被专业人员忽视，构建起完善的医院—社区—居家三级缓和医疗服务体系。

第三节　居家缓和医疗服务

居家缓和医疗作为医疗机构内缓和医疗的延伸，由专业医疗团队为居家的生命终末期患者及其家庭提供上门服务。随着疾病影响和人口老龄化的加剧，许多老年人处于失能或半失能状态，他们受限于家中，迫切需要生活照护和医疗援助，以提升生命终末期的生活质量。家庭环境对患者而言熟悉且充满亲情，家庭成员间的沟通也远比与外人的沟通更为有效。研究显示，大多数患者更倾向于在家中度过生命的最后时光，家属也认为家庭照护更为便利。

医院虽然能有效控制患者的身体症状，但紧张的医疗环境往往使临终患者感到孤独和恐惧，尤其在医疗机构限制探访的情况下，居家缓和医疗显得尤为重要。此外，一些患者在医院接受缓和医疗后症状得到控制，心理和精神状态也有所改善，无需继续住院。然而，出院后若缺乏连续的缓和医疗服务，患者和家属可能会感到焦虑和不安。因此，提供连续性的缓和医疗服务，确保患者能够接受居家缓和医疗，应被视为患者基本的权利。目前，选择在家中离世的人数仍然不多，部分公众仍认为不将患者送医是不道德的。然而，对于慢性失能或失智患者，在疾病急性期过后，尽管他们仍需基础医疗照护，但长期占用医院资源并不现实。

同时，一些家属反映，居家照护除了日常生活的照料外，还需面对病情观察、症状处理等医疗照护问题，这让他们感到力不从心。通过专业的居家缓和医疗服务，这些问题可以得到有效解决。优质的居家缓和医疗服务不仅能够节约宝贵的医疗资源，还能增进家庭成员间的亲密关系，减少家属在医疗机构和家庭之间的往返，让患者在家属的陪伴下度过生命最后的时光，从而提升患者及其家庭的整体满意度。

一、国内外居家缓和医疗服务开展概况

美国在20世纪70代开展缓和医疗时，就同步开展居家缓和医疗服务，并把艺术治疗师、音乐治疗师等也纳入缓和医疗团队，24小时随时提供咨询及急症处理。日本2006年起开始探索医疗与长期照护服务相结合的居家缓和医疗，为患者提供24小时紧急医疗服务和定期居家访视服务。我国台湾地区的居家缓和医疗开展得也较早，1983年，赵可式教授即推行癌症末期患者的居家缓和医疗方案，20世纪90年代后逐渐发展并扩展至非癌症患者的居家服务。目前，我国居家缓和医疗服务的主要实施力量是全国30多家宁养院的缓和医疗团队。这些团队每年为超过500位经济困难的癌症晚期患者提供包括疼痛管理、基础护理、心理支持及社会资源协调等在内的居家缓和医疗服务。上海市等一些省市也在提倡和开展居家缓和医疗服务。不过，基于各方面原因，我国的居家缓和医疗服务尚不能惠及众多有需求的生命终末期患者。

二、居家缓和医疗的服务对象

对于居家缓和医疗服务对象的纳入标准，国内尚无统一的界定，以下几条可以作为参考。

1. 居住在提供缓和医疗服务者的服务半径内。

2. 有居家缓和医疗服务需求，自愿接受服务协议。

3. 癌症末期患者，能提供二级及以上医院的明确病理学诊断或明确影像学诊断；或者经2名执业医生明确诊断的其他非恶性慢性病末期，已不能在积极的治疗中获益的患者。

4. 优先纳入条件：Karnofsky功能状态评分（Karnofsky Performance Status，KPS）<70分，或姑息功能评估量表（Palliative Performance Scale，PPS）得分≤50分，或姑息预后指数（Palliative Prognostic Index，PPI）>4分，预计生存期较短者。

三、居家缓和医疗服务的准备

（一）照护人员的准备

居家缓和医疗团队的专业人员一般属于某个医疗机构的缓和医疗团队，也有的是由其他业务实体或平台派出的专业人员，机构、实体或平台作为后盾，提供24小时的咨询服务，让患者及其家属更加安心。需要参与照护的人员包括医生、护士、物理治疗师、药剂师、营养师、心理咨询师、社会工作者、志愿者等，而家庭主要照护者是生命终末期患者照护的重要补充力量。团队成员之间应建立沟通机制，共同为患者提供有计划、连续性的关怀，而不是无序的打扰。居家缓和照护人员的分工大致如表8-1所示。

表 8-1　居家缓和照护人员的分工

人员	分工
医生	评估和诊断、开具处方、协调处理复杂问题
护士	依据照护计划实施护理并指导家庭主要照护者工作
物理治疗师	执行增强身体功能的专业操作，评估辅具的应用
药剂师	用药咨询，推荐药物的使用及调整
营养师	针对患者的具体问题（如厌食、恶病质、恶心、呕吐等）给予膳食及营养指导
心理咨询师	处理焦虑、抑郁等心理问题，舒缓压力
社会工作者	发现患者及其家属的社会需求，链接相关社会资源；团队沟通协调
志愿者	协助家庭主要照护者照护患者，提供理发、美手、美足、陪伴等服务
家庭主要照护者	提供对患者的衣食住行等日常照护，根据需要联系团队成员

（二）照护环境的准备

为确保居家缓和医疗服务的质量，患者需要一个安全舒适的家庭环境。首先，应确保环境的无障碍设计，如移除或改造地面的坎、梯为斜坡，以便轮椅通过，并在通道两侧安装扶手；卫生间应配备坐式马桶和扶手，或提供活动式坐便椅，沐浴区应铺设防滑垫；所有地砖和地板都应具备防滑功能。其次，应保证充足的自然光或人工光源，墙面颜色宜浅，可挂上患者喜爱的画作或照片，窗帘颜色应温馨舒适；家具陈设应方便患者使用，如开关、常用物品应易于触及；床高约 47cm，床头和床尾可调节；椅子应有扶手和高靠背。此外，对于需要吸氧或吸痰的患者，应准备家用氧气设备、吸痰器和雾化器等简易医疗设备。

（三）对患者的整体评估

对于需要居家缓和医疗服务的患者，首次评估应由医护专业人员在家中或机构进行，多学科团队共同参与。评估内容包括患者的基本信息（如姓名、性别、年龄等）、既往史、当前病情及预后，并使用评估工具了解患者的认知行为能力、心理情绪状态、对预后的理解及态度、社会支持情况等。此外，还应进行基本体格检查，了解生命体征、身体一般状况，询问休息、睡眠、饮食等情况，并发现患者的特殊照护需求，最终形成书面的居家缓和照护计划。后续每次服务前，相关专业人员都应根据患者情况进行动态评估，并可在服务间隔期通过互联网等手段进行基本评估。

（四）对家庭主要照护者的知识及技能训练

首先，应教授家庭主要照护者与患者进行有效沟通的技巧，涵盖身体、心理、社会和灵性各方面，通过沟通深入了解患者的需求和偏好。其次，应向家庭主要照护者传授基础护理技能，如床上清洁、卧位变换、管道护理等，以减少家庭主要照护者的焦虑并提升其照护能力。此外，还应提供心理、精神健康方面的培训，帮助家庭主要照护者更好地理解和支持患者。

（五）协议及其他文件的准备

在患者纳入居家缓和医疗服务前，需与患者或其代理人签署一系列文件，如“缓和医疗服务协议书”“缓和医疗服务告知书”或“接受缓和医疗服务患者知情同意书”等。这些文件应根据机构的服务内容制定，并由法律顾问审核确定。

四、居家缓和医疗服务的内容

（一）症状控制

虽然居家患者所面临的症状通常比医疗机构内的患者轻微，但他们仍可能遇到多种问题。常见的症状包括但不限于疼痛、呼吸困难、咳嗽、咳痰、咯血、恶心、呕吐、便血、腹胀、便秘、水肿、发热、厌食、恶病质、口干、睡眠/觉醒障碍、谵妄、顽固性呃逆、肌阵挛/抽搐等。医疗团队基于全面和准确的动态评估，与患者及家庭主要照护者协商，制定最佳的症状控制措施，包括药物治疗和非药物治疗，旨在减轻或缓解症状，减少身体上的痛苦。

（二）心理、社会、灵性照护

对患者及家庭主要照护者进行心理、社会和灵性需求的评估，并详细记录患者寻求居家缓和医疗服务的目的、主要问题、个人史、理解与表达能力、家庭结构与支持系统、医疗负担、临终愿望等信息。缓和医疗团队与患者（如果身体条件允许）及家庭主要照护者共同讨论，鼓励他们充分表达感受，分享经验与看法，探讨生命的意义。通过共情，达成照护目标的共识，制订照护计划，并协助解决照护过程中的难题。必要时，社会工作者可介入，为患者及家庭主要照护者提供非现金形式的支持，如食物和日常生活用品。心理、社会、灵性照护的目标是帮助患者及家庭主要照护者正确面对疾病和生死，妥善处理临终事宜，维护生命的尊严。

（三）居家缓和医疗的项目

居家缓和医疗可以开展的项目繁多，归结起来大致为如下方面。

1. 身体评估：对患者的生命体征、身体外观、日常生活活动能力等进行全面评估。
2. 给予并指导口服用药，尤其重视毒麻药品的规范使用及管理。
3. 注射服务：皮下注射、肌内注射及抽血检查，静脉注射及输液应按照机构的规定慎重使用。
4. 更换导尿管及尿袋，进行膀胱灌洗及尿管护理，膀胱训练和拔除导尿管，更换或拔除鼻胃管，更换气管内、外套管及内管消毒等护理服务与指导。
5. 大、小量灌肠及一般伤口（如压疮）与癌症伤口处理及更换敷料。
6. 营养评估及指导。

7. 疼痛控制评估及自控式镇痛装置操作指导。

8. 简便医疗器材的租借使用（如氧气瓶、吸痰机、气垫床、轮椅等）。

9. 根据患者及病情需要，提供各种居家可行的医疗护理服务，如康复训练、艺术治疗、芳香疗法、中医护理等。

10. 社会工作者介入：评估并处理患者的心理、家庭、经济等问题，提供适当的转介服务，协调社区资源与人员，志愿者协助日常照护或活动。

11. 医生出诊：进行身体检查，调整症状控制用药或安排住院。

12. 其他相关服务：开具死亡诊断书、遗体护理、家属悲伤辅导等。

（四）居家缓和照护的流程

1. 初次由医疗团队评估，确定纳入缓和医疗范畴，签订服务协议。

2. 现场、电话或网络预约上门服务的时间（可视患者情况约定每周、每两周或需要时上门服务）。

3. 缓和医疗团队上门服务。

4. 身体、心理、社会、灵性全面评估及记录。

5. 制订当天照护计划。

6. 实施照护计划并评估实时效果。

7. 讨论后续照护计划。

8. 返回机构，整理病历资料并归档。

上门之后，根据患者问题的轻重缓急可调整上述流程。患者病情加重或发生重大变化时，应该允许并尽力协助将患者转介到恰当的机构接受进一步的处理。

五、居家缓和医疗中的慎独精神

居家医疗环境与医疗机构存在显著差异，居家缓和医疗工作往往需要专业人员独立进行，缺少同事间的相互监督。由于患者及其家属通常不具备专业医疗知识，他们可能难以识别并纠正不恰当的医疗行为。因此，医疗专业人员在提供照护服务时，必须自觉遵循相关规章制度和操作流程，严格实施医疗护理计划。在照护过程中，应加强与患者及其家属的沟通，使用易于理解的语言清晰地解释医疗操作的目的、患者需要配合的事项及可能出现的不良反应等，避免任何可能损害患者利益的行为。

第四节　社区缓和医疗服务

社区缓和医疗是基层医疗卫生服务机构提供的一种关键服务，主要有两种形式：第一种是社区卫生服务中心或其他基层医疗卫生服务机构的工作人员直接进入患者家庭，提供与前文“居家缓和医疗服务”相同的服务内容；第二种则是在社区卫生服务中心或其他基层医疗卫生服务机构内为患者提供缓和医疗服务。

对于那些居家缓和医疗条件不足的情况，如家庭环境不适合提供缓和医疗、家庭照护人手不足或专业医护人员数量不足以支持上门服务等，社区缓和医疗服务是一个合适的选择。选择患者熟悉的社区机构提供的服务，可以减少他们的陌生感。社区缓和医疗服务不仅可以缓解生命终末期患者的痛苦，还能减轻家属的照护压力，并能为患者及其家庭协调有用资源，制订照护目标的优先计划，并提供全面的支持。研究表明，接受社区缓和医疗服务的慢性阻塞性肺疾病和肺间质疾病患者比未接受此类服务的同类患者有更长的生存期。

在我国，社区缓和医疗服务的发展较早且较为成熟，尤其是上海市。截至 2020 年 10 月，上海市的 246 家社区卫生服务中心均已开展缓和医疗服务，形成了较为完善的社区—居家缓和医疗服务体系。

一、社区缓和医疗团队成员及要求

社区缓和医疗团队一般包括社区医生、护士、药剂师、营养师、社会工作者、护工。团队成员均应接受缓和医疗教育和培训，以处理生命终末期患者的一般问题，如遇疑难、特殊问题，可采取缓和医疗专家会诊或查房指导等方式寻求帮助。尽管团队成员各有职责，当面对生命终末期患者时，团队合作才能提供更佳的服务。因此，团队成员要相互了解其他学科的主要专业知识和工作内容，了解团队成员的意见、建议，互相支持，共同成长，必要时可定期（如每周）组织大查房、病例讨论等。

二、社区缓和医疗对象接收标准

社区缓和医疗的对象主要是诊断明确且病情不断恶化，处于不可逆转的疾病末期，预期存活期小于 6 个月者（多数小于 3 个月），自愿要求转至社区医疗机构接受缓和医疗的患者，主要有以下几类。

1. 癌症末期患者。

2. 非恶性肿瘤的其他严重疾病末期患者，4 个以上重要器官持续衰竭，卧床 1 年以上丧失生活自理能力的高龄（≥80 岁）患者。

3. 其他疾病失代偿期的临终患者。

4. 身患两种以上疾病的老年人，而且前期经过普通的专科治疗后，在临床上已经不能获益者。

三、社区缓和医疗团队的分工与任务

（一）社区医生

社区医生应掌握全科疾病诊疗的知识，掌握缓和医疗患者的入院、出院及转诊标准，负责患者的全程诊疗管理、患者准入评估及动态评估，主导入院和转诊，制订诊疗计划。另外，社区医生还应督促团队成员参加缓和医疗培训并进行技术指导，确保团队持续发展。

（二）护士

1. 对患者及其家庭实施全面、动态评估，制订护理计划。
2. 实施整体护理（如基础护理、饮食护理、心理护理等），开展舒适照护。
3. 做好巡视及病情观察，及时准确地完成各种治疗和护理任务。
4. 遵医嘱对患者的疼痛及其他症状采取多途径干预，包括药物及非药物措施。
5. 认真书写护理文件，包括护理记录及各类评估表格。
6. 维护患者尊严，重视患者及其家属的情感问题及社会问题。
7. 与医生、患者家属沟通，取得同意后，按患者需求和反应程度开展病情告知。
8. 实施悲伤辅导、遗体护理。
9. 在基层医疗卫生服务机构及社区中广泛开展缓和医疗宣传、教育、咨询和指导。
10. 做好缓和医疗团队内护工的培训和指导。

（三）社会工作者

社会工作者在缓和医疗团队中扮演着重要角色，他们为患者及其家庭提供多方面的支持和帮助。

1. 心理支持：在缓和医疗团队中，专职心理咨询师可能人手不足，社会工作者需要承担起提供心理关怀的责任。他们通过评估患者及其家属的心理需求，运用心理咨询技巧，如陪伴、倾听和叙事疗法等，帮助患者及其家属缓解内心的压力和不良情绪。社会工作者通过积极倾听、鼓励、引导、总结和澄清等方法，与患者及其家属建立有效沟通，提供情感支持，帮助他们理性地面对生命的终结，并实现个人愿望。同时，社会工作者也应关注团队成员的心理健康，协助他们缓解工作压力。

2. 社会资源链接：社会工作者负责评估患者及其家庭的社会需求，并链接相关社会资源，帮助他们申请医疗保险、经济援助等，以减轻他们的经济负担。

3. 人文关怀与家庭支持：社会工作者提供人文关怀，帮助调解家庭关系，为患者及其家属提供咨询和支持服务，缓解他们面对疾病时的紧张和焦虑情绪。此外，社会工作者还为家庭提供悲伤辅导，帮助他们应对失去亲人的痛苦。

4. 团队协作与协调：社会工作者在多学科团队中起到协调作用，参与医疗查房和案例讨论，收集团队成员提供的信息，并将其整合后反馈给患者、家属及整个团队，以确保信息传递的流畅和团队工作的协调性。

5. 生死教育推广：社会工作者负责开展生死教育，提升患者、家属及社区群众对生命终结阶段的认识，培养他们善待生死的观念，努力提高其生命最后阶段的质量。

6. 志愿者管理与发展：社会工作者负责招募、培训和管理志愿者，确保他们能够为患者及家庭提供读书、身体护理、陪伴和表演等多样化服务，提高患者及其家属的生活质量。

（四）护工

1. 患者评估协助：协助护士对患者的自理能力、皮肤状况、跌倒风险、心理状况和营养状况进行全面评估。

2. 病情监测：密切观察患者的身体和精神状态，一旦发现生命体征变化或病情有新的进展，立即向医护人员报告。

3. 舒适状况评估：在日常照护中细致观察患者的非言语信号，如肢体动作，以评估患者的舒适程度和识别其潜在需求。

4. 护理操作协助：在患者护理过程中提供陪伴，帮助医护人员实施有效的护理和预防措施。在护士和康复师的指导下，协助患者完成必要的护理活动，包括口腔清洁、床上洗发、个人卫生、饮食辅助、体位变换和肢体活动等。

5. 治疗与药物管理：确保患者按时接受治疗和检查，根据医嘱确保患者定时、定量服药，并密切观察治疗后的任何不良反应，及时向医护人员汇报。

6. 心理与情绪关注：关注患者的心理状态和情绪变化，及时发现并处理潜在的心理问题。维护患者的尊严和生命价值，尊重并保护患者的隐私和权利。与家属合作，为患者提供心理支持，并密切关注患者的心理变化。

7. 安全管理：严格执行安全管理制度，确保患者安全，同时注意个人防护，避免职业伤害。

8. 设备操作与维护：熟悉常用医疗设备和电器的操作流程（如微量注射泵、心电监护仪等），在使用过程中，如遇到设备报警或故障，应立即通知医护人员处理，以免影响治疗和病情监测。

9. 护理交接：在交接班时，做好详细的交接工作，包括患者的饮食、用药、排泄等情况，并在必要时进行详细记录，确保护理工作的连续性和患者的安全。

四、社区缓和医疗服务的内容

（一）在社区中广泛宣传缓和医疗的理念

为了让更多的大众了解缓和医疗，树立正确的生死观，社区缓和医疗团队有必要利用贴近社区的优势，经常性地组织各种形式的宣教活动，从生死教育、病情告知、临终决策、预设照护计划等内容加以宣传和讨论，提升大众的认知，让全民尊重生命，提高大众对缓和医疗的接受度。

（二）社区缓和医疗的环境准备

社区机构开展缓和医疗的病区应当准备相应的硬件设施，如评估室（谈心室）、关怀室、配餐室、监护仪、微量泵、雾化器、自动化淋浴设备等。根据不同需求设立单人间、双人间、多人间及家庭共照病房。布局要人性化并考虑安全问题。房间应宽敞明亮、温湿度适宜、颜色温馨，使患者感到舒适、安宁。

（三）社区缓和医疗的主要项目

1. 制订预设照护计划：缓和医疗团队与患者及其家属通过家庭会议等形式开展讨论，确定患者的意愿、治疗目标和照护偏好，共同做出决策。可以签署或不签署生前预嘱。

2. 患者功能状态评估：日常生活活动能力、吞咽能力等评估。

3. 疼痛及其他症状处理：对疼痛、呼吸困难、谵妄等症状积极评估，使用药物及非药物方式缓解症状，对于使用镇痛药及其他药物的患者，应及时评估用药效果及不良反应。

4. 舒适照护：协助清洁，开展口腔护理、床上沐浴、床上洗头、美手、美足等服务，让患者随时处于舒适状态。

5. 跌倒、压疮等风险评估及防范指导：开展风险评估，针对评估结果开展相应的健康宣教，指导正确的防范措施，如体位变换、光线调适、恰当的约束护理等。

6. 管道维护：如患者带有各种管道，如微量泵、静脉导管、胃管、导尿管、引流管，应为其提供专业的护理。

7. 营养指导：用营养风险筛查（Nutrition Risk Screening，NRS2002）等量表进行营养状况筛查，提出营养计划及膳食指导。

8. 芳香疗法：芳香精油嗅吸、抚触、按摩等。

9. 中医药治疗：药膳、穴位按摩、针灸、耳穴埋豆、中药外敷等。

10. 伤口、造口处理：根据患者情况提供伤口、造口的换药，尤其注意对恶性伤口（蕈状瘤）的处理。

11. 心理评估及疏导：评估患者及其家属心理状况，帮助舒缓压力，调节情绪。

12. 生命教育：帮助患者及其家属正确了解、认识和尊重生命价值。

13. 家庭会议：召集患者（如患者愿意参加）及重要家庭成员集体沟通，帮助家庭认识现状，开展悲伤辅导，讨论后续事项。

14. 社会支持：采用社会支持评估量表进行评估，根据需求链接社会资源。

五、与上级医院转诊注意事项

1. 与转诊医院签订转诊协议，规定双方的权利和义务，以确保转诊过程的畅通。转诊协议时效自定，过期应再续签。

2. 转诊协调由医教部（或医务部等）负责，并由具体科室或部门（如急诊科、门诊部等）进行转诊患者的登记与统计。

3. 资源共享，从上级医院转来的患者根据病情合理检查、合理诊断、合理治疗，不做不必要的重复检查。

4. 严格遵循转诊标准，合理转诊患者。

5. 对于病情较重者，转诊应由急救人员及车辆接送，以确保患者转诊途中安全。

六、社区缓和医疗服务中的注意事项

1. 社区医疗卫生服务机构离患者家庭较近，周围居民很可能相互熟识，在未取得患者同意的情况下，应注意对患者的病情及治疗等相关信息保密。

2. 与上级医疗机构比较，社区医疗卫生服务机构在症状处理技术方面不一定有优势，此时更应强化对患者心理、社会及灵性层面的关注，让患者感受到温暖与爱。

参考文献

[1] MICKAN S, RODGER S. Characteristics of effective teams: a literature review [J]. Aust Health Rev, 2000, 23 (3): 201-208.

[2] 北京生前预嘱推广协会. 中国缓和医疗发展蓝皮书（2019-2020）[M]. 北京：中国人口出版社，2020.

[3] CHERNY N, FALLON M, KAASA S, et al. Oxford textbook of palliative medicine [M]. 5th ed. Oxford: Oxford University Press, 2015.

[4] 陈楚倩，程国斌，张蕾，等. 基于服务场景的中国医务社工角色探讨 [J]. 医学与哲学，2020，41 (23)：40-42.

[5] 陈哲，范学工，欧阳鑫波，等. 医务社会工作及志愿服务开展现状调查研究——以中南大学湘雅医院为例 [J]. 医学与哲学，2017，38 (7)：44-47.

[6] 管晴，陈兆俊，郭美茹，等. 安宁疗护中医务社工服务评价指标体系研究 [J]. 中国农村卫生事业管理，2022，42 (3)：219-223.

[7] 黄淑娴，杨芷玥，黄翰，等. 美国社区居家养老典型模式对我国医养结合养老服务发展的启示 [J]. 劳动保障世界，2017 (17)：13-14.

[8] 姜姗，李忠，路桂军，等. 安宁疗护与缓和医疗：相关概念辨析、关键要素及实践应用 [J]. 医学与哲学，2019，40 (2)：37-42.

[9] 刘继同. 医务社会工作导论 [M]. 北京：高等教育出版社，2008.

[10] 刘梦雪，陈玉祥，马梦飞，等. 基于 CiteSpace 的国外居家安宁疗护研究的可视化分析 [J]. 护理研究，2022，40 (4)：612-617.

[11] 李松珊，崔瑞兰，江丽丽. 健康中国战略下医务社会工作的主要功能与实现路径 [J]. 社科纵横，2020，35 (8)：82-85.

[12] 李志强，魏炼. 医务社会工作者介入医学人文关怀的基本路径探讨 [J]. 医学与社会，2015，28 (9)：51-53.

[13] 马娜，秦苑，张泽涛，等. 三级综合医院建立安宁疗护病房的实践 [J]. 中国护理管理，2018，18 (3)：325-329.

[14] 秦佳琦，张蕾，路桂军，等. 基于服务场景我国安宁疗护医务社工角色探讨 [J]. 现代医院，2022，22 (3)：440-443.

[15] 钱坤，王珊珊，韦宁华. 医务社会工作本土化的实践与探索 [J]. 现代医院管理，2019，17 (3)：83-84.

[16] 秦苑，白露. 安宁缓和医疗中的心理及社会评估 [J]. 中国临床保健杂志，2021，24 (1)：14-16.

[17] 王素明，王志中，齐建. 基于医务社会工作视角的出院计划在医养结合中的重要性及可行性研究 [J]. 中国全科医学，2018，20 (34)：4206-4211.

[18] 肖棣文，马卫红. 安宁疗护体系发展中的政府与社会：基于英美经验的比较分析 [J]. 中国行政管理，2019，35 (12)：33-40.

[19] 张博元，金妍艳，杜丽娜，等. 多学科协作模式与个案管理在综合性医院安宁疗护中的实践 [J]. 中西医结合心血管病电子杂志，2019，7 (31)：11-12.

[20] 邹然，谌永毅，黄旭芬. 医务社会工作者在安宁疗护中的角色和作用 [J]. 中国护理管理，2019，19 (6)：820-823.

[21] ATTRIDGE C, RICHARDSON H. 6 Compassionate neighbors—an innovative model building caring communities [J]. BMJ Support Palliat Care, 2018, 8 (3): 362.

[22] BLACKER S, DEVEAU C. Social work and interprofessional collaboration in palliative care [J]. Prog Palliat Care, 2010, 18 (4): 237-243.

[23] GRIFFITHS C, FOSTER G, BARNES N, et al. Specialist nurse intervention to reduce unscheduled asthma care in a deprived multiethnic area: the east London randomised controlled trial for high-risk asthma (ELECTRA) [J]. BMJ, 2004, 328 (7432): 144.

[24] HUI D, DE LA CRUZ M, MORI M, et al. Concepts and definitions for "supportive care" "best supportive care" "palliative care" and "hospice care" in the published literature, dictionaries, and textbooks [J]. Support Care Cancer, 2013, 21 (3): 659-685.

[25] KHANDELWAL N, LONG A C, LEE R Y, et al. Pragmatic methods to avoid intensive care unit admission when it does not align with patient and family goals [J]. Lancet Respir Med, 2019, 7 (7): 613-625.

[26] LUCKETT T, PHILLIPS J, AGAR M, et al. Elements of effective palliative care models: a rapid review [J]. BMC Health Serv Res, 2014, 14 (1): 1-22.

[27] MEIERDE. Increased access to palliative care and hospice services: opportunities to improve value in health care [J]. Milbank Q, 2011, 89 (3): 343-380.

[28] MOUNTBM. The problem of caring for the dying in a general hospital; the palliative care unit as a possible solution [J]. CMAJ, 1976, 115 (2): 119.

[29] PENROD J D, DEB P, LUHRS C, et al. Cost and utilization outcomes of patients receiving hospital-based palliative care consultation [J]. J Palliat Med, 2006, 9 (4): 855-860.

[30] SAUNDERS C. The evolution of palliative care [J]. Patient Educ Couns, 2000, 41 (1): 7-13.

[31] SEPÚLVEDA C, MARLIN A, YOSHIDAT, et al. Palliative care: the World Health Organization's global perspective [J]. J Pain Symptom Manage, 2002, 24 (2): 91-96.

[32] VON GUNTEN C F. Secondary and tertiary palliative care in US hospitals [J]. JAMA, 2002, 287 (7): 875-881.

第九章　缓和医疗中的家庭、社会—心理评估

【学习目标】

1. 掌握缓和医疗中家庭面临的问题。
2. 掌握缓和医疗中家庭及社会所面临问题的评估。
3. 掌握患者在缓和医疗中的需求和患者的社会—心理评估模型与量表。
4. 熟悉照护者的社会—心理评估。

【关键词】

缓和医疗；家庭问题；心理问题；社会—心理评估

第一节　缓和医疗中的家庭评估

从严重疾病诊断开始，受影响的不只是患者本人，还包括患者的整个家庭系统。患者需要承受身体上的痛苦、社会角色的转变及对生命意义的困惑，而患者的家庭同样会经历重大的生活变故。疾病对家庭成员的情感、认知和行为产生深远影响，常常导致家庭日常生活的改变、对现有和未来计划的重新考虑，以及家庭成员对自身及彼此角色认知的转变。

家庭成员作为患者照护团队的一部分，直接参与到患者的护理过程中，他们可能会面临情绪压力、照护负担、对未来的不确定性、对患者可能去世的恐惧、经济负担、生活意义的挑战等问题，这些变化对患者及其家庭构成了重大的挑战。

家庭成员的角色功能、相互之间的沟通方式、面对疾病时的决策过程和情感反应、社会支持功能的发挥，以及他们对健康、疾病、死亡的基本价值观，都是患者家庭基本结构和功能的重要组成部分，也是影响家庭支持力度的关键因素。研究表明，家庭支持的质量对医疗结果有显著影响。因此，缓和医疗团队必须运用专业的知识和方法，识别并评估患者及其家庭面临的各种问题，实施“五全”照护模式。

一、缓和医疗中的家庭面临的问题

（一）患者和家庭之间的沟通障碍

在病情的最初诊断阶段、治疗过程中和临终阶段，患者和家庭之间会出现不同的沟通障碍，常常包括以下几种情况。

1. 最初诊断阶段：不便或不敢告知真实的病情。

在面对普通疾病时，大多数家庭倾向于向患者坦诚相告。然而，当疾病为癌症或末期疾病时，出于对患者心理承受能力的担忧，许多家庭成员选择对患者保密。他们害怕患者得知自己患有“绝症”后可能会拒绝治疗、陷入深度忧伤，甚至产生绝望或轻生的念头。据调查，约79%的家属支持采取一定程度的保密措施，目的是让患者有更充分的心理准备。在临床实践中，我们经常看到患者与家属如常交谈，表面上看似未受疾病影响。而在病房外，家属却可能忧心忡忡，甚至暗自落泪。特别是对待老年患者，家属常常为了不增加其心理负担而选择隐瞒真实病情，这在电视剧中是常见的情节，也反映了现实生活中的情况。

进一步的调查显示，62.22%的家属认为应在临终前才向患者透露真相。但相关调查资料表明，88%的患者希望了解自己的病情，29%的患者更倾向于直接获知病情，而不愿意知道自己病情的患者仅有12%。这表明，超过90%的患者希望能够获知自己确切的病情、可行的治疗方案及护理方法。从法律和医学伦理角度来看，确保患者了解自己的真实病情是更为恰当的做法。法律上，隐瞒病情侵犯了患者的知情同意权；医学上，只有充分了解自己的疾病，患者才能做出是否接受手术、化疗、放疗等治疗的决定。

2. 治疗过程中：无力回应或沟通不畅。

随着患者病情的进展，他们的性格和情绪可能会发生显著变化。原本性格温和、富有同理心的患者，可能开始表现出易怒和情绪波动。当疾病无法逆转或生命接近终点时，患者对生命的期望和对治疗的合作意愿可能会显著下降，变得沉默寡言、沟通困难。与照护者的访谈和调查发现，家庭成员在这个阶段常常感到迷茫，不知道如何与患者进行有效沟通、了解他们的真实想法，或者如何提供支持性回应来帮助患者面对死亡的恐惧和对未来的担忧。

因此，缓和医疗团队需要及时识别这些问题，并提供有针对性的沟通技巧培训，以增强患者与家庭成员之间的沟通。可以采取的方法包括组织家庭会议、运用系统式家庭治疗方法等。此外，向患者及其家庭提供情感和精神上的支持，帮助家庭成员缓解由疾病带来的痛苦，建立积极的生活态度，或者帮助他们正确面对即将失去亲人的现实。同时，鼓励和指导照护者以恰当的方式陪伴患者，共同面对挑战，互相鼓励，分享和回忆美好的时光。

3. 临终阶段：谁来做出最后的决定？

面对患者临终选择或是否进行抢救等重大决策时，许多家庭往往采取回避态度，不愿直面这些话题。特别是在老年患者临终的情况下，受到“孝道”和儒家思想等传统观念的影响，家属可能会认为不尽一切经济手段进行治疗是对父母的不孝，担心不采取治疗措施会遭受父母或社会的质疑，或认为讨论临终事宜“不吉利”。这些观念有时会使家属忽略基于患者实际状况对治疗方案进行利弊权衡，以及尊重患者本人对治疗选择的意愿（例如，隐瞒患者的临终病情，不让患者参与到自己疾病治疗的决策中）。

随着生前预嘱概念的普及和人们思想观念的逐渐开放，一些家庭开始主动面对并讨论人生中的最终决策，更多地考虑患者本人的真实意愿，而不是仅仅遵从家庭成员的期望或社会的传统惯例。患者及其家属对待死亡的态度很大程度上受到其家庭文化和背景的影响，不同家庭有着不同的信仰、价值观及处理临终问题的独特方式。信仰对于疾病和死亡的理解存在显著差异，而价值观则深受传统宗教、社会和文化环境的影响，它们往往是根深蒂固且不易改变的。

因此，缓和医疗团队成员在提供照护时，一方面需要恰当地引导患者及其家庭积极面对生命的终结，帮助他们缓解悲伤和焦虑；另一方面，也需要充分尊重和理解患者及其家庭在临终、死亡和殡葬等方面的选择和行为模式，确保医疗决策过程中体现患者的自主权和家庭的价值观。

（二）长期照护给家庭带来的人力、经济压力

患者的照护责任往往落在家庭成员身上，如老年患者的配偶、子女或亲家等。国内外临床研究发现，长期照护慢性病患者的家属中有较高比例会出现焦虑和抑郁症状。此外，照护者自身也可能面临身体问题（如睡眠障碍、疲劳和疼痛）、情绪问题（如情绪低落、感到极度疲惫），由于社交活动减少而引发的社会隔离感。这些都可能导致长期照护者感到心理极度疲惫，甚至影响家庭成员之间的关系。如果照护者还需工作，他们可能还会因为频繁请假或迟到而影响工作表现和效率。

患者的身体症状、心理问题及治疗选择都可能给照护者带来巨大压力，使他们感到无助、愤怒和筋疲力尽。家庭成员长时间的陪护、持续的经济负担及承担的家庭责任，都是家庭在长期照护中面临的重大压力，最终可能导致“一人失能，全家失衡”的局面。

为应对这一问题，2019 年我国政府工作报告提出了“扩大长期护理保险制度试点”的措施。该措施首先在山东省的部分区域实施试点，随后试点范围逐步扩大。2022 年的调查显示，山东省的长期护理保险（以下简称“长护险”）参保人数已达到 3948 万，保障水平总体稳定在 70%以上。这种普及型的长护险为失能老年人提供了更多的照护服务，有效减轻了失能人员家庭的经济负担，同时激发了人力资源的活力，有效解决了“一人失能，全家失衡”的社会问题。

随着社会化长期护理服务保障体系的完善，失能或临终患者不再需要长期住院，这不仅节约了大量医疗资源，减轻了家属的时间和经济压力，还缓解了医保基金的压力，拓展了传统养老机构的服务功能，促进了医疗、养老、护理的深度融合。但从宏观和长远角度来看，长护险制度仍面临一些挑战。目前长护险的资金主要来源于医保基金的划转，尚未实施个人缴费机制，这在一定程度上限制了长护险制度的可持续性。业内专家认为，在政策性长护险定位于“保基本”的基础上，应当积极推动商业性长护险的发

展，以满足公众多样化、多层次的长期护理保障需求。此外，国内医保对于住院缓和医疗服务尚无专门的费用支付体系，其费用支付标准与普通住院患者相同，因此，有必要持续呼吁相关部门制定适合本地区的居家缓和照护服务收费标准，以减轻家庭长期照护者的经济负担。

（三）患者家庭成员的后续健康问题

当患者去世后，虽然之前的压力和负担可能会逐渐减轻，但家庭成员，尤其是主要照护者，可能会经历深刻而持久的悲伤、失落和哀痛，部分家庭成员在患者去世后甚至可能出现严重的精神健康问题。因此，对家属或主要照护者的负面情绪体验给予密切关注和支持是至关重要的。

在缓和医疗过程中，家属或主要照护者可能会感到无助，即使他们已尽最大努力，患者的病情仍可能恶化并最终去世。这种情况可能会加剧照护者的挫败感和愧疚感，使其产生焦虑、抑郁和疲惫等心理问题，有时也可能引起身体问题。因此，缓和医疗团队成员应当评估照护者的状况和需求，耐心地解释，帮助他们减轻愧疚感，认可照护者所做的努力，并告知他们已经做得很好，同时确保他们知道随时可以获得帮助。在临终阶段，患者可能出现的突发状况使护理难度显著增加，因此，缓和医疗团队应尽可能提供咨询和指导，帮助家属减轻身心负担，提供喘息空间和表达悲伤的机会。

面对死亡的压力，家庭的沟通模式和角色关系可能会发生变化。适应力较强的家庭能够保持开放的沟通，营造一个充满温暖和关爱的支持环境，相互慰藉，共同度过悲伤时期。而适应力较弱的家庭可能采取防御性措施，沟通方式较为封闭，家庭成员之间的联系较弱，家庭整体可能表现出高焦虑或无反应状态，难以有效处理悲伤和抑郁的负面情绪，甚至可能导致严重的精神障碍。因此，缓和医疗团队应重视患者的家庭背景，评估家庭成员对患者的依赖性、家庭成员与患者之间的复杂情感、对患者去世的接受程度、失去患者后的生活影响、患者的年龄及家庭成员是否拥有其他支持系统等因素。缓和医疗团队应尽一切努力缓解照护者的悲伤，并在必要时提供悲伤辅导和照护。

二、家庭评估内容及模型

这里主要介绍常用的 Friedman 家庭评估模型（Friedman Family Assessment Model）。Friedman 家庭评估模型主要来源于结构－功能框架、发展理论和系统理论。该模式认为，家庭是一个整体，是整个社会的一部分，是相互作用的一个系统。因此，缓和医疗团队成员可运用 Friedman 家庭评估模型来评估家庭的基本情况及属性。

1. Friedman 家庭评估模型的主要观点。

（1）家庭是有运转要求的社会系统。它需不断地获取能量，维持其成长和发展，完成各发展阶段的任务，并与外部世界不断地进行能量交换和相互作用。

（2）家庭与其他群体一样，有遗传特征。子女有父母的遗传特征，包括长相、性格、行为、生活方式等；即使是收养的孩子或以其他形式组成的家庭，生活一段时间后，也会在行为、生活方式、人生观、价值观、信仰、道德等方面互相影响。此外，父辈家庭还会对子女的家庭在生活方式、健康行为、家规等方面产生影响。

（3）家庭作为社会系统的一部分，既要完成为家庭成员服务的功能，也要完成为社会服务的功能。家庭要为其成员提供衣、食、住、行服务，也要为社会各阶层提供人才，是社会的组成部分。

（4）个体的行为与其人生观和价值观一致。家庭成员的人生观和价值观是在其社会化过程中形成的，家庭对个体的人生观和价值观的形成产生重要影响。

2. Friedman 家庭评估模型的主要评估内容。

（1）家庭一般资料：家庭成员姓名、住址、家庭组成、家庭类型、文化背景、宗教信仰、社会阶层、家庭娱乐和业余活动。

（2）家庭发展阶段及历史：家庭目前的发展阶段、家庭发展任务的执行、核心家庭史、父母双方的家庭史。

（3）家庭环境资料：家庭特征、邻里和社区特征等。

（4）家庭结构：沟通交流方式、权力结构、角色结构和家庭价值观

（5）家庭功能：感情功能、社会化功能、卫生保健。

（6）家庭对外界的应对：家庭短期和长期压力，家庭应对能力、应对策略（包括无效应对策略）等。

Friedman 家庭评估模型从宏观的角度评估家庭健康，是把家庭放在社会环境中进行观察，因此，收集的资料较全面，适用于各类研究中家庭部分的评估。

第二节　缓和医疗中的社会–心理评估

传统医疗照护的重点是身体症状，随着缓和医疗的发展，患者及其家属的社会–心理需求得到医护人员的关注。这些需求涵盖尊严的维护、对疾病的认知和预后适应、沟通、社会功能和社会关系等。缓和医疗不仅鼓励患者表达他们对疾病的感受，还提供了一系列方法来改善患者及其家属的心理和情绪健康状态。尽管如此，有研究指出，在帮助患者及其家属应对心理、社会和灵性问题的过程中，不同专业人员（如医生、护士、社会工作者、心理咨询师）之间可能存在角色冲突，这可能导致患者及其家属的许多需求没有得到充分的评估和满足。因此，建立一个全面的评估体系，以深入了解患者及其家属的社会–心理需求，变得尤为重要。

一、社会–心理评估的实施

（一）评估人员

缓和医疗团队成员都应具备对常见社会–心理问题的筛查能力，如焦虑、抑郁、谵妄、创伤后应激障碍、疾病适应不良等，也可以为情绪性应激反应的患者和家属提供咨询服务。心理问题的诊断由医生完成。对于有更复杂的精神问题的患者，如自杀意念、严重和持续性精神疾病及人格障碍，则应邀请专业心理咨询师或精神科医生加入团队中，共

同制订照护计划。当患者有认知或沟通障碍、无能力或正在经历极度的精神痛苦时，缓和医疗团队中的医生需协调社会及医疗资源为患者减轻社会－心理问题。

（二）评估时机

缓和医疗是一个连续的过程，在不同的阶段进行全面的评估是这一持续过程的重要组成。缓和医疗团队需要在不同情形下进行评估和适时重新评估。在理想情况下，结构化的整体评估应在以下每个关键点进行：严重疾病诊断时、疾病复发时、治疗方案发生变化时、经判断已经进入生命终末期时、当个体提出需求时、当专业人员判断有必要进行评估时。

目前一般在缓和医疗病房中通过结构性会谈评估患者及其家属的社会－心理状况，主要评估时机是患者刚入院问诊时、召开家庭会议时、每周团队查房时、患者及其家属有需求时。在每天的临床工作中，缓和医疗团队中的任何成员在与患者或家属的接触交流过程中都可能有新的发现，所以评估和干预随时都在进行，伴随缓和医疗的全过程。

（三）评估流程

应用评估工具或者制式的表格进行评估，记录、存档和共享评估信息。

1. 记录：应记录每次评估内容，包含所有确定的需求；对于特定需求的讨论；评估的总体结论，结论应与个人达成一致，并且记录部分没有任何重大的意见分歧。评估记录有助于沟通和照护工作的开展。评估记录的形式应支持团队之间共享。

2. 存档：评估相关文件及记录应以电子或纸质文件保存。

3. 共享：共享记录应征得到被评估者的同意。

二、基于患者的社会－心理评估

社会－心理层面的困扰在癌症患者中普遍存在，这通常是个体对创伤性及威胁性经历的正常反应，也是患者运用自身内在资源应对重大生活事件的一种方式。由于患者所经历的痛苦程度、性质及个人的承受能力各异，他们在寻求情感支持时会有不同的选择。一些患者倾向于从家人和朋友那里获得支持，而另一些则可能寻求专业心理咨询师的帮助。

在癌症确诊时，约有一半的患者可能会经历显著的焦虑和抑郁症状，这些症状对他们的生活质量造成了负面影响。在随后的6个月内，大约四分之一的患者仍然受到焦虑和抑郁的困扰。对于经历疾病复发的患者而言，焦虑和抑郁的发生率更是上升到50%，并可能在整个疾病晚期过程中持续保持这一水平。而在诊断后的1年内，大约有10%的患者会出现严重到需要专业心理咨询师或精神科医生介入的症状。

（一）社会－心理问题的影响因素

1. 疾病因素：疾病进展迅速，临床症状波动不定，可能已经存在或即将出现的残疾、外貌改变、日常生活能力减退。

2. 患者因素：患者对疾病、治疗过程及未来预后的认知不全面；对疼痛、死亡、外观损毁感到恐惧，担心失去或已经失去控制感、独立性、尊严，感到无助、绝望、功能丧失，对不良预后有所了解或感到害怕，具有焦虑性人格特征，对医护人员的信任度不足。

3. 症状控制因素：症状控制不当或难以控制，对症状产生原因的认识不清晰。

4. 治疗因素：诊断延迟或多次治疗失败的经历，治疗过程中出现的不良反应。

5. 照护团队因素：与医护人员或照护者之间的沟通障碍，缺乏连续性的照护，缺少家属和照护者的情感支持。

6. 社会因素：担心失去或已经失去工作、社会地位、家庭角色；担心成为家属和照护者的负担；未完成的事业，包括个人目标、人际关系；面临经济困难；家人的忧虑和担心。

7. 文化因素：对疾病、痛苦、丧失和死亡的不同文化态度和反应，语言沟通障碍。

8. 灵性因素：宗教信仰相关的问题；精神困扰，如悔恨、内疚、未实现的愿望；感受到生命和痛苦的无意义。

（二）评估模型

1. 英国国立临床规范研究所（National Institute for Clinical Excellence，NICE）开发和实施的心理评估和干预四级模型（表 9−1）。不同级别的医疗卫生机构，包括社区卫生服务机构、三级医院、缓和医疗机构，可建立分级社会−心理支持模式。此外，医护人员还应致力于赋予患者和照护者识别社会−心理需求的能力，帮助他们制定自我管理策略，并确保在需要时能够获得适当的资源支持。

表 9−1　心理评估和干预四级模型

自助及非正式的支持方式贯穿始终	级别	评估实施者	评估目的	干预措施
	1 级	所有的医护人员及社会工作者	识别心理需求	提供有效信息、同理心沟通及一般心理支持
	2 级	有专业认证的医护人员及社会工作者	筛查心理问题	技巧性心理支持
	3 级	经过系统培训的专业人员	评估心理问题并且诊断部分精神问题	根据明确的理论框架提供咨询和特定的心理干预，如焦虑管理和以解决方案为中心的治疗
	4 级	精神卫生专家	诊断精神问题	专业的心理和精神干预，如心理治疗，包括认知行为治疗

注：内容引用自 National Institute for Clinical Excellence. Improving supportive and palliative care for adults with cancer [M]. London：National Institute for Clinical Excellence，2004.

2. 美国国家临终关怀与缓和医疗组织（National Hospice and Palliative Care Organization，NHPCO）发起了一项旨在开发缓和医疗社会工作评估工具的倡议。2006 年，社会工作评估工具（Social Work Assessment Tool，SWAT）被引入作为评估工具，专门用于识别临终患者及其照护者的社会−心理问题。SWAT 包含三个版本：社会工作者版、患者版和照护者版。社会工作者版特别关注评估以下 11 个社会－心理议题，这些议题对患者及其家属至关重要：

（1）符合患者宗教和文化规范的生命终末期照护决策。

（2）患者是否有自杀或加速死亡的想法。

（3）对死亡的焦虑感。

（4）对环境的偏好，如希望与宠物相伴或在自己床上度过最后时光。

（5）社会支持系统的现状。

（6）财务资源的可用性及相关问题。

（7）安全问题，包括患者感受到的任何形式的威胁或不安全因素。

（8）舒适度问题，如疼痛管理和身体不适。

（9）复杂的预期性悲伤，如自责、抑郁等情绪反应。

（10）对疾病预后的认知和理解。

（11）精神层面的需求，包括与他人的连结感和对生命意义的探索。

（三）筛查工具

为了确保存在社会－心理问题的临终患者能够获得适当的照护，使用社会－心理筛查工具对患者的痛苦、负面情绪及更具体的社会－心理问题进行筛查是至关重要的。以下是几种常用的社会－心理筛查工具。

1. 心理痛苦温度计（Distress Thermometer，DT）：由美国国立综合癌症网络（National Comprehensive Cancer Network，NCCN）于 1997 年建立的多学科团队制定，旨在评估和管理癌症患者的社会－心理问题。DT 作为一种快速筛查工具，用于常规评估癌症患者的痛苦程度。"心理痛苦"指多种因素影响下的不愉快情绪体验，包括心理（认知、行为、情感）、社会或精神层面，可能影响患者对癌症治疗的反应和躯体症状。DT 通过视觉模拟工具的形式，要求患者以 0～10 的等级评定其痛苦程度（从无痛苦到极度痛苦），并筛查可能存在的问题，如身体、情感、精神、家庭和实际问题。在多数研究中，得分≥4 被用作识别需要进一步关注的社会－心理问题的分界点。

2. 医院焦虑抑郁量表（Hospital Anxiety Depression Scale，HADS）：广泛用于综合医院患者焦虑和抑郁症状的筛查，以及心身疾病的研究。HADS 的信度和效度已得到验证，但研究表明它更适合作为初步筛查工具，而不应作为诊断工具。其他工具如广泛性焦虑障碍 7 项自评量表（Generalized Anxiety Disorder 7，GAD－7）和 9 项患者健康问卷（Patient Health Questionnaire－9，PHQ－9）也在肿瘤心理学和缓和医疗中得到应用，用于初步自我评估心理障碍或筛查心理状况。状态－特质焦虑量表（State－Trait Anxiety Inventory，STAI）和疾病进展恐惧量表（Fear of Progression Scale，FoP）也在不同癌症机构中使用，尽管它们的接受度存在争议。

3. 社会支持评定量表（Social Support Rating Scale，SSRS）：社会支持不仅包括物质和资源上的支持，也包括情感上的支持。该量表由中国心理卫生工作者肖水源等在 1994 年参考国外量表设计编制，全面评估社会支持的三个维度，即客观支持、主观支持和支持利用度。

4. 家庭关怀度指数（APGAR）：由 Smilkstein 于 1978 年根据家庭功能的特征研制，包含家庭适应度、合作度、成长度、情感度、亲密度五个维度，共五个条目，适用于癌症患者的家庭功能评估。

（四）评估内容

1. 心理层面的评估内容。

（1）患者及其家属（包括父母和兄弟姐妹）面对心理担忧和痛苦时所采用的应对策略。

（2）患者的防御机制和面对压力时的应对方式。

（3）分析患者的过往经历，包括家庭沟通模式、生命中的重大事件。

（4）检查患者是否有谵妄或认知功能障碍的迹象。

（5）评估与心理问题和痛苦相关的文化背景和精神健康状态。

（6）了解患者是否有自杀行为的历史。

（7）区分患者在严重疾病诊断前已存在的心理/精神问题，以及由本次严重疾病诊断引发的心理/精神问题（如抑郁、药物不良反应）。

2. 社会层面的评估内容。

（1）深入了解患者的社会背景，包括籍贯、受教育水平、宗教信仰、社会角色、婚姻状况，以及家庭结构和功能。评估家庭内的支持与冲突、亲密与疏远的家庭社会关系等。

（2）评估家庭沟通模式和决策偏好。

（3）识别患者和家庭的优势、复原力、社会及文化支持资源。

（4）评估支持系统的可用性和效能。

（5）了解疾病对亲密关系的影响，患者以往疾病、残疾和损失的经历，以及潜在的虐待风险。

（6）评估患者的日常生活能力和认知功能。

（7）考察患者及其家属在教育、就业或职业角色上的变化，以及经济保障状况。

（8）评估生活安排和居住环境对患者及家庭生活质量的影响，特别注意安全问题。

（9）了解患者及其家属对护理需求的看法，包括照护者的能力。

（10）评估财务状况，包括收入来源、保险覆盖、家庭支出和负债情况。

（11）探讨预设照护计划和其他相关的法律问题。

（12）评估患者及其家属对药物和其他治疗的依从性。

（13）了解患者对疾病的认知和对未来的期望，包括对疾病了解的程度、个人愿望、后事安排和遗产规划等。

三、基于照护者的社会-心理评估

照护者是为患者提供日常必要支持和实际帮助的关键人物，他们肩负着重大的护理责任和情感压力。在照护患者过程中，照护者往往会优先考虑患者的需求，而忽视了自己对情感支持和实际帮助的需求。因此，缓和医疗团队应主动识别并询问照护者的需求，特别是在面临疾病诊断、复发或患者去世等关键时期。对照护者的社会－心理需求给予关注和支持，不仅能够提升患者的生活质量，也是缓和医疗中不可或缺的一环。

（一）评估工具

1. 癌症患者照护者综合需求量表（Comprehensive Needs Assessment Tool for Cancer－Caregivers，CNAT－C）：本量表主要针对癌症患者的照护者，包含七个维度（照护者的健康和心理需求、家庭和社会支持、医护人员、精神支持、照护知识、医院设施和服务及实际事务支持）。2014 年，赵新爽等对该量表进行汉化及信效度的检验，表明其适用于对我国文化背景下不同癌症患者照护者综合需求的评估。

2. 患者医疗照护者问题和需求表格（Problems and Needs in Palliative Care Questionnaire－Caregiver Form，PNPC－C）：是对照护者的需求及是否需要支持的评估工具。PNPC－C 包括心理需求、身体需求、信息需求及照护患者需求四个维度。除对具体需求进行评估外，PNPC－C 还对是否需要支持进行评估。

3. 癌症患者家庭照护者需求量表（Needs Assessment of Family Caregivers－Cancer，NAFC－C）：Kim 等于 2010 年编制，主要针对癌症患者的家庭照护者。NAFC－C 包含四个维度，分别是心理社会需求、医疗需求、经济需求和日常生活需求。2017 年，我国刘美等对其进行汉化并检验信度及效度，表明其可用于评估不同阶段的癌症患者家庭照护者的需求及其满足程度。

4. 癌症患者照护者支持性照护需求量表（Supportive Care Needs Survey－Partners and Caregivers，SCNS－P&C）：是一个全面的多维量表，最初由 Girgis 开发，用于评估照护者和其他照护癌症患者的人的支持性照护需求。量表从四个维度进行评价，分别是沟通交流需求、健康保健服务、社会需求、心理和情感需求。每个条目询问照护者在上一个照护患者周期内的需求内容及需求程度。

5. 焦虑、抑郁、压力量表（Depression Anxiety Stress Scale－21，DASS－21）：旨在提供焦虑、抑郁和压力的自我评估。DASS－21 不仅适用于普通人群，也适用于医疗环境中的专业人员，如缓和医疗领域的护士，以评估他们在工作中可能经历的焦虑和应对医院环境中的压力。

6. 得克萨斯悲伤问卷（Texas Inventory of Grief，TIG）：该量表可以对缓和医疗照护者的悲伤程度进行评估。50％的医护人员在患者死亡前后均会产生悲伤情绪，悲伤情绪会对其职业生涯、日常生活和工作产生影响。该量表也可用于缓和医疗团队成员。

（二）评估内容

1. 评估家庭的基本结构和功能：了解患者家庭的基本结构、角色功能、沟通模式、决策过程，家庭在生理、情感、社会等功能的发挥程度，以及家庭对健康、疾病、死亡的基本信念。

2. 评估患者生命终末期给家庭带来的改变：死亡和疾病压力会造成沟通模式和角色关系的改变，评估家庭成员的互动和问题解决能力，分析家庭在应对患者生命终末期状态时的压力适应状况和负面情绪反应，如哀伤、悲伤、焦虑、抑郁等。

3. 评估家中其他并存的压力因素：识别家庭中是否存在其他依赖成员，如老年人或婴幼儿，这可能给家庭带来额外压力；评估家庭是否正在经历其他未解决的哀伤或悲伤过程。

4. 评估家属调适能力的影响因素：评估家属对患者的依赖程度及对患者死亡的接受程度；分析失去患者对家属的生活影响，以及家属是否有其他支持系统来帮助他们应对丧亲之痛；考虑患者的年龄和其他可能影响家属调适能力的因素。

参考文献

[1] HOLLAND J C, BREITB W S, JACOBSEN P B. Psychooncology [M]. New York: Oxford University Press, 2010.

[2] 闫来荣，魏红艳，张龚，等. 癌症患者家庭成员的心理健康状况调查及相关因素分析 [J]. 中国行为医学科学，2004，13 (5)：514－515.

[3] 李闰华. 濒死病人的社会心理照顾 [J]. 安宁疗护杂志，1997 (3)：8－12.

[4] ONYEKAT C. Psychosocial issues in palliative care: a review of five cases [J]. Indian J Palliat Care, 2010, 16 (3): 123－128.

[5] National Consensus Project for Quality Palliative Care. Clinicalpractice guidelines for quality palliative care [M]. 4th ed. Richmond, VA: National Coalition for Hospice and Palliative Care, 2018.

[6] King's College London. Holistic common assessment of supportive and palliative care needs for adults with cancer [R]. London, 2007.

[7] 秦苑，白露. 安宁缓和医疗中的心理及社会评估 [J]. 中国临床保健杂志，2021，24 (1)：14－16.

[8] Cancerlink. Cancer supportive care services strategy: users' priorities and perspectives [R]. London: Cancerlink, 2000.

[9] KUBLER R E. Death and dying [M]. New York: MacMillan, 1969.

[10] Commission for Health Improvement/Audit Commission. Nationalservice framework assessments No. 1: NHS cancer care in England and Wales [R]. London: CHI/AC, 2001.

[11] National Institute of Clinical Excellence. Guidance on cancer services: improving supportive and palliative care for adults with cancer [R]. London, 2004.

[12] REESE D J, RAYMER M, ORLOFF S F, et al. The Social work assessment tool (SWAT) [J]. J Soc Work End Life Palliat Care, 2006, 2 (2): 65－95.

[13] HOLLAND J C. Preliminary guidelines for the treatment of distress [J]. Oncology, 1997, 11 (11A): 109－114, discussion 115－117.

[14] DONOVAN K A, GRASSI L, MCGINTY H L, et al. Validation of the distress thermometer worldwide: state of the science [J]. Psychooncology, 2014, 23 (3): 241－250.

[15] HOLLAND J C. Distress screening and the integration of psychosocial care into routine oncologic care [J]. J Natl Compr Cancer Netw, 2013, 11 (5 Suppl): 687－689.

[16] LUCKETT T, BUTOW P N, KING M T, et al. A review and recommendations for optimal outcome measures of anxiety, depression and general distress in studies evaluating psychosocial interventions for English－speaking adults with heterogeneous cancer diagnoses [J]. Support Care Cancer, 2010, 18 (10): 1241－1262.

［17］ HERSCHBACH P，BERG P，DANKERT A，et al. Fear of progression in chronic diseases：psychometric properties of the fear of progression questionnaire ［J］. J Psychosom Res，2005，58（6）：505－511.

［18］ THOMAS C，MORRIS S，MCILLMURRAY M，et al. The psychosocial needs of cancer patients and their main carers ［R］. Project Report Lancaster：Institute for Health Research，Lancaster University，2001.

［19］ 赵新爽，张银萍. 癌症患者照顾者综合需求量表的本土化研究 ［J］. 中华护理杂志，2014，49（8）：1005－1010.

［20］ OSSE B H，VERNOOIJ M J，SCHADE E，et al. Towards a new clinical tool for needs assessment in the palliative care of cancer patients：the PNPC instrument ［J］. J Pain Symptom Manage，2004，28（4）：329－341.

［21］ KIM Y，KASHY D A，SPILLERS R L，et al. Needs assessment of family caregivers of cancer survivors：three cohorts comparison ［J］. Psychooncology，2010，19（6）：573－582.

［22］ GIRGIS A，LAMBERT S，LECATHELINAIS C，et al. The supportive care needs survey for partners and caregivers of cancer survivors：development and psychometric evaluation ［J］. Psychooncology，2011，20（4）：387－393.

［23］ GULLA J P. Family assessment and its relation to hospice care ［J］. Am J Hosp Palliat Care，1992，9（4）：30－34.

第十章　运营管理在缓和医疗中的应用

【学习目标】

1. 了解医院运营管理的基本概念及特点，了解缓和医疗资源的重要性。

2. 掌握缓和医疗资源中的人力资源、床位资源、设备资源、空间资源的基本配置方法和满意度测评的流程与方法。

3. 了解缓和医疗的各种运作模式，重点学习缓和医疗的关怀病房模式和以社区为中心的缓和医疗模式。

4. 了解缓和医疗为我国医院运营管理带来的新模式和新方法。

【关键词】

医院运营管理；缓和医疗资源；缓和医疗模式；运营管理新模式

第一节　医院缓和医疗的运营管理及原则

一、医院运营管理

医院运营管理是对医院运营过程的计划、组织、实施和控制，是与医疗服务创造密切相关的各项核心资源管理工作的总称。医院运营管理对医院提供的医疗服务进行有效整合及利用，以实现投入产出过程效率、效益和效能的最优化。其主要内容包括医疗效率与效益评价、资源评估与配置、流程梳理与优化、成本分析与控制、绩效管理和分配、提升患者满意度等。

在缓和医疗领域，运营管理工作主要在医院战略指导下协助专科管理层开展，从全院的宏观角度规划缓和医疗学科的资源配置和绩效目标。

二、医院资源

医院资源是指用于向患者提供不同层次医疗服务的、能够为患者和医疗服务机构带来实际益处的各种资源。从广义上讲，医院资源包括在医疗保健活动中使用的所有社会资源；而从狭义上讲，它特指医疗服务机构在提供医疗服务过程中所占用或消耗的所有生产要素的总和。

医院资源具有一些与其他行业资源不同的特点，包括需求的不确定性和动态性、供需信息的不对称性、服务效果的滞后性、高风险性和不可逆性等。这些特点增加了医院资源管理的复杂性。具体特点如下：

第一，差异性。社会、经济、管理、供需信息等方面的不对称导致医院资源在不同地区差异上的显著性。

第二，不确定性。这主要体现在资源供应的不确定性，如血液和疫苗供应；同时，需求的不确定性也很明显，如传染病疫情暴发或大型自然灾害。

第三，易逝性。与有形商品不同，医院资源如医生的诊疗时间、病床、手术室等无法存储，若在一定时间内未被利用，则不能保留至后续时间段使用。

第四，信息的综合性。医疗信息涵盖广泛，如果不能及时获取和分析，可能对医院运营产生重大影响。

第五，共享性。鉴于某些医院资源有限而需求过剩，当无法短期内大幅增加供给时，常通过医院内外的资源共享来优化资源配置，如汶川特大地震期间国内外的广泛支援。

第六，多维性。患者就医流程和病情的不确定性，加上医生的专业领域差异，以及就病习惯、治疗效果、用药习惯等，都会在就医成本等方面造成显著差异。

医院资源配置的原则包括适应经济社会发展的需要、基于实际需求、基于医院战略规划、符合既定标准、基于公平与效率、考虑运营能力。以下结合缓和医疗的学科发展，从人力、床位、医疗设备、空间等方面具体阐述。

三、缓和医疗的人力资源规划

医院人力资源规划指在对医院所处的外部环境、内部条件及其他相关要素进行系统分析的基础上，根据医院的发展目标，对人力资源的开发、利用、提高和发展进行整体预测、决策和安排。医院人力资源规划评估常用的方法如下。

（一）工时法

对医疗、护理工作进行分解，确定完成某项工作全过程所需的程序和动作的时间，并将其称为工时单位。工时法主要通过测量每单位工作完成所需时间，计算每个岗位每天/周/月所需基本工时。通过这种方式，可以根据具体工时需求配置相应的人员数量。下面以护士配置数量计算为例：

$$某科室护士配置数量=\frac{编制床位数\times床位使用率\times每位患者每天所需护理治疗时间}{每名护士日均有效时间}+机动人员数量$$

工时法因其原理明晰、计量科学，在学术界被广泛认可。但在实际操作中，工时法存在一些限制，不适合大范围应用。目前缓和医疗团队在我国仍处于探索阶段，部分服务内容可按服务项目次数进行计算，如常规的查体、定期的心理咨询、日常生活能力的评估等。但对于操作程序相对复杂、无法预知的情况，不建议使用工时法。

（二）效率定员法

医院可以依据关键参数，如门诊就诊人次、护理服务人次及其他相关指标，来评估和规划人力资源的配置。例如，如果已知某科室的日均门诊就诊人次及每名医生日均接诊人次，就可以通过对比这两个数据来估算该科室所需的门诊医生配置数量。

$$\text{某科室门诊医生配置数量} = \frac{\text{日均门诊就诊人次}}{\text{每名医生日均接诊人次}} + \text{机动人员数量}$$

效率定员法相较于工时法，具有数据获取简单、操作性强、易于接受的特点。但需要按不同岗位职责、环境区域进行测算，并且还需保留部分机动人员名额，以备轮休、外派、病假等情况。一般情况，通常采用的机动人员数为应编人数的35%。

（三）比例定员法

卫生部制定的《医疗机构专业技术人员岗位结构比例原则》，规定了不同级别医院的人员结构要求。一级医院要求高级、中级、初级员工的比例为1∶2∶（8～9），二级医院要求比例为1∶3∶8，三级医院要求比例为1∶3∶6。此外，卫生部还规定了医院床位数与人员的比例。如果医院床位数低于300张，每张床位应配置1.3～1.4名人员；300～500张床位的医院，每张床位应配置1.4～1.5名人员；500张以上床位的医院，每张床位应配置1.6～1.7名人员。在实际操作中，仅通过床位数来配置医护人数并不科学，还需根据每个科室的性质、每个亚专业的特殊性，采用个性化比例定员法来计算各类人员的配置数量。

（四）岗定编

岗定编是确定岗位和相应人员数量的总称，其中“岗定”指分析并设计组织中所需的岗位，依据是工作内容；“定编”指确定从事该项工作所需的人员数量，依据是工作量。

建立科学合理的岗定编模型应遵循以下几个原则：第一，以战略为导向，岗定编应与组织的战略发展目标和需求保持一致，确保每个岗位都能支持组织的长远发展。第二，以现状为基础，在现有资源和条件下进行岗定编，同时需考虑内外部环境的变化、工作方式的演进，以及组织变革和创新对岗位的潜在影响。第三，以工作为核心，深入了解岗位要求和任职者的职业素质与综合素质，评估任职者与岗位的匹配度。重点在于岗位对任职者的适应性，而非单向地要求人员适应岗位，以避免出现任职者无法胜任的情况。第四，以分析为手段，采用系统思考方法，对岗位的价值链进行全面分析。这包括对职责、任职资格、工作任务、业绩标准等进行细致考量，明确该岗位与其他岗位之间的相互关系和协同效应。

（五）设备定员法

设备定员法是根据医院各类设备的数量和使用率、每台设备所需人员数量和人员出勤率来确定人员配置数量的方法。该方法主要适用于医技科室设备操作人员的配置。其公式为：

$$\text{人员配置数量} = \text{同类设备开动台数} \times \text{单机定员标准} \times \text{该设备平均开动班次} \times \text{出勤率}$$

针对缓和医疗团队的特殊需求，在人力规划配置方面，更倾向于采用工时法、效率定员法和设备定员法。一个完整的缓和医疗团队通常包括以下专业人员：临床医生（肿瘤科、急诊科、重症监护病房、老年医学科、营养科、麻醉科、呼吸与危重症医学科、康复科等）、护士、质控人员、信息技术人员、协调员及应急响应人员。

为了更有效地利用人力资源并满足患者的医疗服务需求，可以将缓和医疗团队成员分为普通成员和专科成员。普通成员由一线医生或技师组成，他们提供基础的缓和医疗服务；而专科成员则负责处理更为复杂和高级的缓和医疗需求。这种分工合作、双向转诊的工作模式能够加强缓和医疗团队的协作，从上到下合理分配人力资源，并确保患者能够得到更高效率、更专业的缓和医疗服务。

四、缓和医疗的病房床位配置

床位是医院收治患者的基础单元，也是衡量医院工作规模的关键指标。它不仅是公立医院人员编制、卫生经费分配、设备和物资配置的重要依据，而且对于医院而言，床位是一种极其宝贵的资源。床位的使用情况直接反映了医院的工作质量和管理效率。

医院床位配置的基本原则有以下几点：

第一，适应患者和社会需求原则。患者和社会的需求是决定医院规模及病床编制的主要因素。影响医院床位数量的因素包括当地人群的疾病发生率、医疗服务需求，以及其他医疗机构的分布和床位配置。因此，医院在新建或改建前进行服务能力调研对于确定床位数量至关重要。

第二，合理布局原则。医院床位的编制应符合当地卫生行政主管部门的医疗卫生发展规划，确保卫生资源得到合理分配和有效利用，满足本地区居民的基本医疗保健需求。

第三，服从医院等级原则。不同级别的综合医院应有不同的床位总数标准。例如，一级综合医院床位总数通常在 20～99 张，二级综合医院在 100～499 张，三级综合医院则超过 500 张。目前，我国医院正逐步向专业化转型，一级医院可能转型为社区卫生服务中心，而二、三级医院则可能发展成为医疗中心。特别是提供社区医疗服务的一级医院，可以不设置床位。

第四，效益与动态管理原则。在设置床位时，应考虑医院病床的社会效益和经济效益，确保卫生资源得到充分利用。医院应根据住院患者的需求动态调整各科室的床位配置，以最大化地满足患者需求并优化资源使用。

第五，保证重点学科和特色专科发展的原则。床位设置应支持重点学科和特色专科的发展，同时满足患者的医疗需求。

缓和医疗涉及在医院、社区和家庭中提供全面的对症治疗和护理。不合理的床位资源配置可能导致患者无法及时入院，从而延误治疗并增加医疗费用。优化床位资源配置可以协调医院收治能力和床位之间的矛盾，提高床位利用率，增加医疗服务的可及性，确保患者能够及时接受治疗。这不仅可减少患者的直接和间接医疗费用，减轻经济负担，还可缓解“看病难、看病贵”的社会问题，提升患者就医的满意度。

综上所述，科学合理地配置和调度缓和医疗相关的床位资源，对于医疗机构高效利用医疗资源、保障社会效益和经济效益、提高医疗服务的可及性、降低患者经济负担及满足患者需求具有重要意义。

五、缓和医疗的医疗设备资源配置

医疗设备的配置与调度包括购置前的全面评估和论证，以及购置后的持续监控与调度，两者相辅相成。购置前的评估论证涉及对医疗设备需求的必要性、预期投资效益进行预先分析，并规划多台医疗设备的合理购置顺序。购置后的监控调度则侧重于跟踪医疗设备的使用情况，并通过医院内部的有效调度，提升设备的使用效率和整体效益。建立医疗设备配置与调度体系的核心目标是优化设备的投入产出比，确保投资效益最大化。

依据医院的预算管理要求，缓和医疗领域内大部分医疗设备的配置规划也应遵循这一周期，重点关注计划内的新设备添置和旧设备的淘汰更新。医疗设备的配置流程大致分为三个阶段：设备申购阶段、设备论证阶段和设备采购及使用阶段。各阶段申请部门、决策部门、监督部门、评估部门和采购部门权责清晰，具体流程见图 10－1。

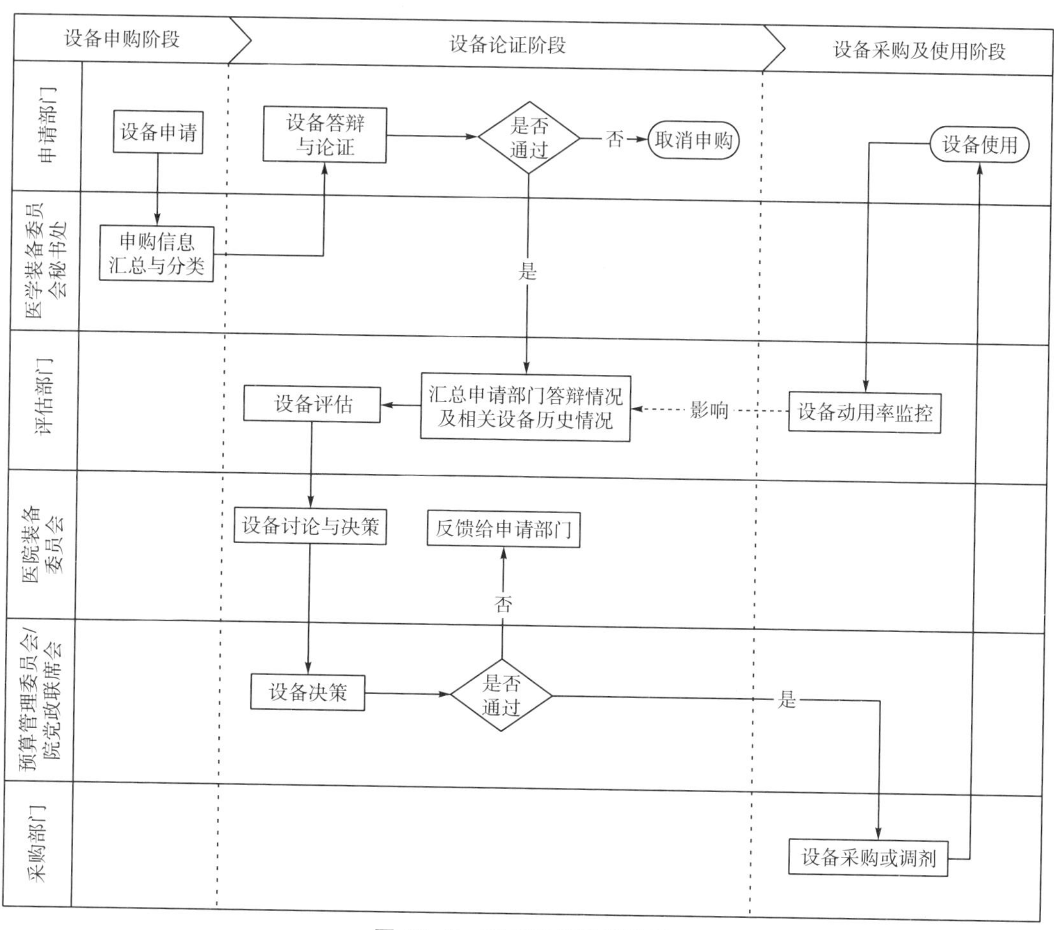

图 10－1　医疗设备配置流程

整个流程中为践行“放管服”改革，将设备配置的答辩与论证放权给具体科室，科室答辩专家委员会围绕学科发展和运营进行预判，职能部门做好后效管理及服务工作。

医疗设备配置评价贯穿于医疗设备整个生命周期，除设备配置前的论证评估外，配置后的应用管理也应该建立综合评价指标：设备使用效率（检查人次、开机使用率、能力利用率、有效利用率等）、设备经济性（投资回收期、次均收费、次均成本、成本效益比、净收益增长率等）、设备有效性（减少有害检查、避免手术、改变治疗方案等）。其中，医院现有医疗设备的使用效率是评价设备使用合理性的重要指标类别，其内涵和计算方法如下：

1. 设备年开机利用率：从设备年工作时间分析设备开机后利用情况。

$$设备年开机利用率=\frac{设备年检查人次\times人均占机时间}{日均开机时间\times年实际开机天数}$$

2. 设备年时间利用率：以年为单位，根据设备具体情况设定其可能正常工作，分析设备利用该段时间的效率。

$$设备年时间利用率=\frac{设备年检查人次\times人均占机时间}{年可能开机天数}$$

3. 设备年能力利用率：根据设备最高检查能力判断现有检查能力是否还有潜力。

$$设备年能力利用率=\frac{设备年检查人次}{日最大工作量\times年实际开机天数}$$

4. 设备年有效利用率：从设备检查的有效性角度，分析设备技术、使用的科学性，若检查结果为阳性，才说明该设备在患者的诊疗上发挥了真正的作用。

$$设备年有效利用率=\frac{设备年利用时数\times检出阳性率}{年标准利用时数}$$

通过医疗设备使用效率的分析与监控判断设备利用是否充分，以设备绩效考核为抓手，可论证其是否能满足缓和医疗相关患者的需求，为设备配置提供历史依据。

六、缓和医疗的空间资源配置及流线

医院空间资源配置指对医院地域空间的合理布局和开发利用，以及根据医院内部需求变化对医院空间资源进行分析、评价、调配的过程。医院空间资源配置主要包括三类：医院新建业务用房空间资源配置、因医疗业务发展而改建的空间资源配置、因整合优化资源而进行的空间资源配置。

空间资源配置，作为医院资源配置的重要组成部分，是决定医院就医流程是否合理、人力和设备资源能否高效利用的前提因素，是医院运营管理的重要环节。医院的空间资源配置，主要包含两个方面的内容：空间布局、面积配置。空间布局指根据城市建设和医疗卫生事业发展规划，综合拟建设医院的性质、规模等，确定拟建设医院选址；根据医院各部门、医疗功能单元及功能用房的关系，确定功能用房的地理位置。空间布局解决的是医院选址及医院部门、医疗功能单元、功能用房三个层级最佳地理位置的问题。面积配置指根据医院或科室的规模、运营模式、需求等，结合未来发展需要，为医疗功能单元匹配相应数量的面积；面积配置解决医院“总面积配置多少、各部门面积配置多少、各医疗功能单元面积配置多少、各功能用房面积配置多少”的问题。

对于缓和医疗相关的病房、门诊、康复区域等空间布局，要以医疗流程、医患动线为中心，遵循联系紧密性、流程有序性、人流密集度、疾病关注度进行合理布局空间。

对于空间面积充足的情况，功能复杂、各种流线交叉繁杂，因此医疗动线设计时需要结合智慧医院建设、疫情防控和院内感染控制等规划设计要求，与医疗流程紧密结合，在遵循避免交叉感染原则的基础上，做到人流、车流、物流的合理规划，做到医患分流、洁污分流，尽可能缩短各种医疗流线的距离，减少交通浪费时间，提高缓和医疗服务质量和医疗运行效率。

七、缓和医疗的满意度测评

在医疗服务过程中，满意度测评的对象主要包括患者及其家属、医生、护士、管理人员、志愿者及社区服务人员、心理咨询师等。

患者满意度测评是“以人为本管理思想”在医院运营管理中的体现，是医院实行动态管理的重要手段，可以从患者的角度来评价医院的服务质量。通过调查获取能够真正反映患者感受和期望的数据，发现管理中存在的问题，从而有效地改进服务。患者满意度提高的过程实际上也是医疗服务质量持续改进、医院绩效不断提高的过程。患者是否满意，主要取决于接受的医疗服务感受与期望之间的比较（图 10−2）。

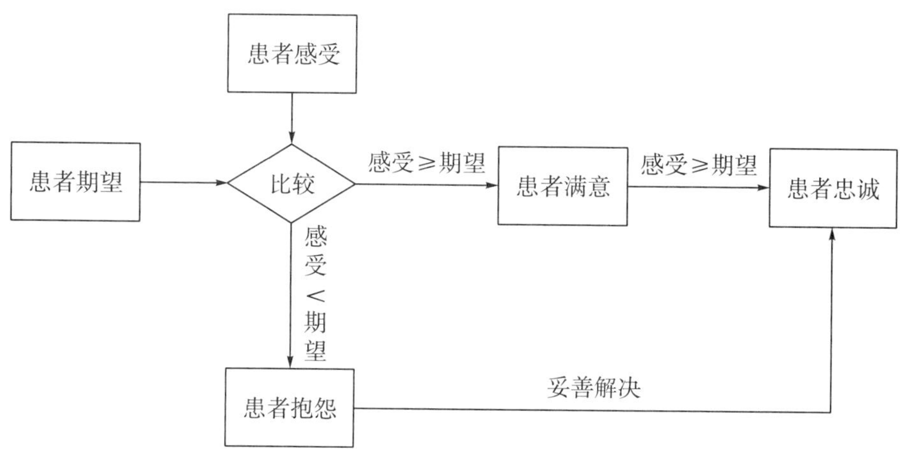

图 10−2　患者期望与患者感受比较

由图 10−2 可知，当感受超过期望时，患者会因满意产生信赖，对缓和医疗措施高度配合；当感受低于期望时，患者会感到不满意，甚至产生抱怨或投诉。如果能对患者的抱怨采取积极措施并妥善处理，就可能将患者的不满意转化为满意。

患者满意度是指患者期望得到满足，且医疗服务体验达到或超过其预期的水平。在缓和医疗的背景下，除了关注患者的满意度外，还需综合考虑医护人员和社会的满意度，这三方的满意度相互影响、紧密相连。当三方满意度均得到提升时，有助于促进信息的有效交流，改善医患关系。

接受缓和医疗的患者不仅需要高质量的医疗服务和优越的就医环境，更需从疾病确诊之初便采取根治性治疗与姑息性治疗相结合的全面治疗方案，重视提升患者的生活能力。因此，医疗机构应提供主动、关爱、理解的服务，重视提升患者满意度。对于缓和医疗患者而言，满意度测评成为医患关系的重要桥梁，它不仅有助于缓解患者之间的矛盾，还有助于构建和谐的医疗环境。同时，通过持续了解并满足这类患者的需求，提升其人文关怀体验，也是缓和医疗学科发展的重要基础和方向。

缓和医疗系统需承担起相应的道德责任，确保卫生服务公平地提供给所有需要缓和医疗服务的人群，满足人民的健康需求。缓和医疗不仅是医护人员的基本理念，也是医护人员在接触末期疾病患者时必须掌握的基本技能。实际上，所有临床工作人员都应具备缓和医疗的理念和相关知识，以便更好地面对并帮助生命即将走向终点的患者及其家属。

第二节　缓和医疗的运营模式

一、缓和医疗门诊服务模式

门诊服务在缓解患者疼痛、减轻症状、提升患者及其家属的生活质量，以及合理分配医疗资源方面扮演着至关重要的角色。在美国，大型综合性医院或医疗中心往往会设立“缓和医疗咨询”门诊，由多学科专家组成的团队提供服务，包括专科医生、缓和医疗专家、护理团队和社区服务团队。这些门诊可以独立运作，也可以作为多学科诊疗团队（MDT）门诊的一部分，以提供快速评估和制订治疗计划。

在我国，医院的缓和医疗仍处于发展初期，目前鲜有医院开设专门的缓和医疗门诊，多数以个别医生的门诊形式提供服务。据现有信息，昆明第三人民医院设有“关怀科”、四川大学华西第四医院设有姑息关怀科、上海复旦大学附属肿瘤医院设有姑息治疗科等，这些都是缓和医疗领域的实践案例。

然而，缓和医疗门诊的推广和实施面临多重挑战。首先是专业人才的限制，目前能够独立开展缓和医疗门诊的医生数量有限。其次是资源分配的限制，特别是对于三甲医院来说，门诊资源本就紧张，每位医生的诊疗时间受限，而缓和医疗门诊需要更长的就诊时间。在缺乏相应的收费机制时，提供缓和医疗服务的资源消耗与收益往往不成正比。因此，要有效推进缓和医疗门诊，急需加强相关人员的专业培训、建立明确的准入制度，并制定合理的收费体系。

二、缓和医疗病房服务模式

（一）建立病房组织架构

在医院整体战略规划下，成立缓和医疗/安宁关怀病房，纳入医院临床专科病房管理。该病房管理办公室的主要职责如下。

第一，在医院的统一领导下，按照相关委员会制订的缓和医疗健康管理计划，负责具体计划的落实和管理。

第二，负责制订办公室工作计划、工作规范、服务流程，及时总结工作经验并反馈给相关人员。

第三，研究未来缓和医疗的健康服务需求，创新管理思路，协调推进，解决病房工作中存在的问题，促进病房各项流程的顺利推进。

第四，负责缓和医疗新项目的申报组织工作，根据各项服务需求对新项目进行审核，协助各专科组织 MDT 团队，提高管理服务质量。

第五，组织质控和信息化建设的相关工作，对病房医疗质量、信息等工作进行监督和反馈。

第六，负责缓和医疗健康管理工作中患者的反馈、投诉工作，定期开展满意度调查工作，提升整体的管理水平。

完整的缓和医疗管理团队一般由临床医生（包括肿瘤科、急诊科、重症监护病房、老年医学科、营养科、麻醉科、呼吸与危重症医学科、康复科等专业医生）、护士、质控人员、信息人员、协调员及应急人员组成，其组织架构见图 10－3。

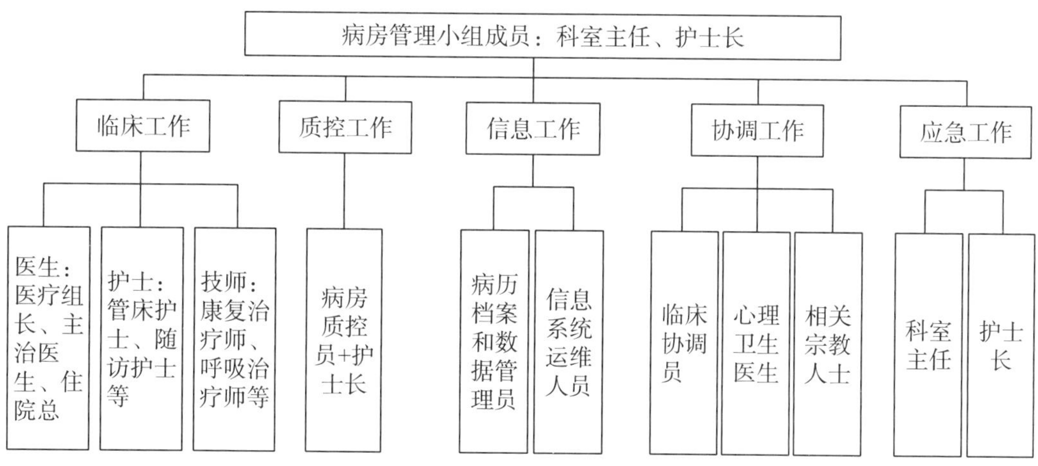

图 10－3　缓和医疗病房管理团队组织架构

（二）业务流程

缓和医疗病房的组织架构建成后，下一步需要制订病房业务管理流程，首先需建立流程团队负责人，然后根据核心业务其规范的业务执行流程，通过对核心业务的绩效评价找出薄弱或需优化环节，针对薄弱环节重点优化改善，保证最后流程运行成功。制订业务流程过程中，需循环评估流程方案，根据实际需求不断优化。缓和医疗病房业务流程见图 10－4。

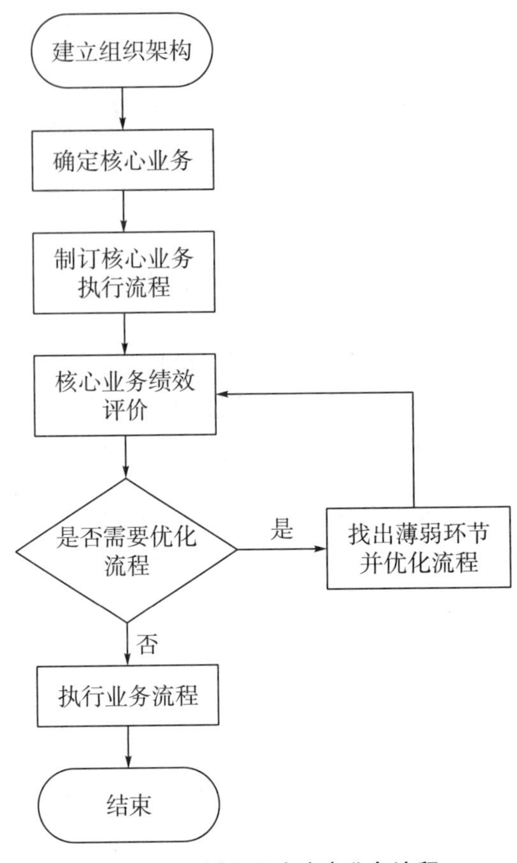

图 10－4　缓和医疗病房业务流程

三、社区缓和医疗服务模式

（一）背景

面对医疗资源的紧张、缓和医疗需求的增长及专科缓和医疗人才的短缺等现状，以社区为核心的缓和医疗服务模式成为缓解这些问题的有效途径。关键的整合点包括社区基础医疗资源的配置、药品管理、工作人员的核心能力要求，以及社区健康工作者的重要角色。鉴于我国人口老龄化的加剧和癌症等慢性疾病的高发，缓和医疗的需求正迅速上升。为了实现公平、均质化和可持续的缓和医疗服务，目前以社区为中心的缓和医疗服务模式受到了广泛关注。

（二）基本人员要求

缓和医疗的人力资源主要包括接受过基础缓和医疗培训的全科医生、护士和社区健康服务人员。对于提供初级卫生保健的人员的缓和医疗核心能力要求，在前面的章节中已有详细说明，此处不再重复。此外，社会支持和灵性照护主要由经过专业培训的社区健康工作者提供，其中社会支持涉及为服务对象提供物质和经济上的援助。

（三）基本功能需求

目前，我国社区医疗机构主要科室包括基础临床科室、医技科室、预防接种和妇幼保健等，主要提供健康体检、妇幼保健、疫苗接种和常见病诊疗服务。对于缓和医疗的功能，目前尚无明确的指南。虽然我国部分地区已试点开展缓和医疗服务，但在快速发展的经济社会背景下，需要积极探索社区卫生服务机构和医养结合机构在缓和医疗服务方面的潜力，特别是对偏远地区的社区卫生服务中心，应增加资源投入，包括相关的人力资源和基础设备，以满足其基本功能需求。

（四）积极倡导社区缓和医疗行动

随着缓和医疗需求的日益增长，该服务能够覆盖广泛的对象群体，提升他们的生活质量，并促进医疗资源的合理分配。国际上已有许多国家出台了针对基层医疗机构的缓和医疗计划和政策。例如，泰国建立了以护理团队为核心的缓和医疗团队，主要负责照护和家庭随访，其缓和医疗照护中心覆盖率近 95%。乌干达主要通过非政府组织推进缓和医疗，并赋予护士开具镇痛药的处方权，使其成为《2015 全球死亡质量指数排名》前 50 名中仅有的两个非洲国家之一。韩国和印度则以国家为主导，将缓和医疗与公共卫生相结合，有效利用社区基层医生和志愿者资源，建立了强大的社区健康服务和志愿者网络，特别关注偏远地区的医疗保健。对于我国而言，需要建立和完善与缓和医疗相关的法律法规，并进一步规范建设标准、服务项目、服务标准及收费标准，为缓和医疗的发展提供坚实的法律基础和政策支持。

四、缓和医疗服务前移模式

对于医疗资源紧张的三甲医院而言，推进缓和医疗服务的前移模式是未来发展的必然趋势。具体的缓和医疗服务前移模式如下。

（一）院内缓和医疗资源前移

肿瘤科将专门组建的缓和医疗团队派驻到各专科病房，积极参与跨学科合作，推广缓和医疗的理念。团队成员将参与日常查房、会诊、康复评估、疑难病例讨论、患者随访及科研合作等活动。肿瘤科将负责统一配置和管理相关的评估与治疗设备，为住院及门诊患者提供专业的评估与治疗服务，确保医疗服务质量，避免超范围执业带来的风险。这种模式允许医院在不单独设立固定缓和医疗专科病房的情况下，有效开展缓和医疗服务，提升医疗资源的利用效率。

（二）院外缓和医疗资源前移

组建由经验丰富的医生、护士和治疗师构成的志愿者团队，定期外出进行患者随访，开展健康教育活动。该团队可为患者提供缓和医疗评估及个性化的物理治疗（包括物理治疗技术、教育、气道管理、基于指南的个性化运动训练计划、行为和生活习惯管理、健康咨询与培训等），旨在增强患者的自理能力，提升其生活质量，减少再住院的可能性和缩短住院时间。此外，该模式还可减轻患者及其家属的负担，提高他们的满意度。

五、缓和医疗创新服务模式

创新缓和医疗服务模式，关键在于充分发挥区域性医联体、医共体、专科联盟等组织在缓和医疗服务中的积极作用。随着“互联网+医疗”应用的持续进步，构建以基层医院为实践基础，大型三甲医院为管理主导的缓和医疗管理平台，正逐渐成为行业发展的新趋势。

大型三甲医院拥有丰富的医疗资源和高度专业的诊疗能力，但受限于环境嘈杂和高患者周转率，更适合承担医疗指导和决策支持的角色。相对而言，基层或社区医院通常环境较为宁静，许多已转型为花园式的康养中心，可为患者接受缓和医疗服务提供更适宜的环境。

基于此，可以充分利用大数据、云计算、人工智能等现代信息技术手段，打破医疗机构间的壁垒，实现横纵向医疗资源的整合。这不仅有助于提升各医疗机构之间服务的同质化水平，还能全面提升缓和医疗服务的质量，确保患者能够获得更加优质、连贯的医疗服务体验。

第三节　缓和医疗对我国医院运营管理的新启示

一、医联体模式在缓和医疗中的应用

（一）医联体模式对缓和医疗的影响

当前，我国卫生医疗资源尚未形成统一和全局性的规划布局，大医院面临资源紧张的局面，而基层医院则面临萎缩，导致资源的闲置和浪费。医联体模式的构建旨在推动优质医疗资源下沉，提升医疗资源的利用率，并提高患者满意度，从而为患者提供更优质、更舒适的医疗服务保障。此外，医联体模式还能最大限度地扩展医疗技术的影响力，实现医疗资源的互动转化，促成大医院与基层医院之间的互补优势和资源共享。

医联体模式在缓和医疗中的作用主要体现在如下方面。

1. 提高卫生人力资源的利用率。构建医联体，实现缓和医疗专业人才的合理流动和人才培养梯队的建立。大医院利用其区域影响力，通过多种形式和渠道支持基层医院，加强缓和医疗专业人才队伍建设，提升基层医护人员的素质和能力。通过科学合理的分工协作机制，形成上下联动的工作格局，从而提高卫生人力资源的利用率。

2. 提高医疗场地和设备的利用率。医联体模式允许大医院将先进技术和管理经验传递给基层医院，充分利用基层医院的场地和医疗设备，有效提升基层医院的设备场地使用效率。同时，基层医院可以将高端项目转至大医院进行，解决基层医院资源短缺问

题，避免资源浪费。

3. 降低医院的运营成本和患者的就医成本。尽管国家根据新医改政策已增加资金投入，但要根本解决看病难、看病贵的问题，仅靠财政投入是不够的。医联体模式的构建有助于实现医疗资源共享，减少重复检查，降低运营成本。特别是在缓和医疗方面，可以减轻财政投入的压力。通过医联体内部的统一采购和配送，可以显著降低医用耗材和药品的采购价格。此外，医联体内的转诊模式可以提高病房使用率，简化就医流程，减少患者的不必要奔波，有效降低患者的就医成本。

（二）构建模式

1. 建立长效机制，解决资源与利益分配问题，统筹协调利益与责任。要使医联体模式在缓和医疗中有效落地，首先需要解决组织构架和资源与利益分配的问题。可以借鉴国外医联体的运作模式，由医联体董事会决策管理资源与利益分配。上海医联体就是一个以联合体章程为规范的紧密型非独立法人组织，设有医联体理事会作为最高决策机构。考虑到我国医疗体系与国外的差异，建议由政府牵头成立并监管医联体管理委员会，负责总体发展规划、资源调配及医保决策，解决内部资源分配问题。建立长效协作机制，确保各医院在涉及医联体整体利益时服从管理委员会的统一协调和监管。

2. 实行医生双向交流、探索医生多点执业模式。在缓和医疗管理中，大医院的专科医生负责为患者制订个性化医疗服务方案，并定期到基层医院进行巡诊、教学查房和学术讲座。基层医院医生则负责监督患者医疗服务方案的执行情况，及时反馈患者病情变化。基层医院的医护人员可以定期到大医院进修，掌握先进的医疗技术。通过医护人员的双向交流，提高缓和医疗项目的服务质量。此外，探索医生多点执业模式，有助于均衡医疗资源，满足基层医疗卫生需求，实现个人与社会的双赢。

3. 同质化品牌的宣传和检查检验项目。医疗服务品牌是现代医院核心竞争力的重要体现。医联体需要通过健康宣教、讲座、微信公众号和公益义诊等方式，加强对同质化医疗水平的宣传，提升基层医院的患者信任度。在医联体模式下，应实现检查检验结果的互认互通。大医院应为基层医院提供设备采购指导、技术支持和人员培训，确保检查检验项目的质量同质化、标准化。

4. 医疗资源分配合理化，提高设备和空间的利用率。通过医联体模式，可以充分利用原本使用效率低下的设备和医疗空间。大医院与基层医院应确定各自定位，大医院主要收治疑难危重疾病，而基层医院则面向基础疾病和治疗操作。这样可以解决基层医院高端设备缺乏的问题，同时避免资源浪费。

5. 信息化助力缓和医疗医联体模式运营。信息化建设有助于推动医联体内部建立统一的缓和医疗平台，包括检验信息系统、病案信息系统、图像存储与传输系统、自动化办公系统等。通过信息化平台的医疗信息共享，支持医联体内分级、协同诊疗模式，实现远程会诊、教学、手术指导等，优化医疗资源利用，扩大优质资源辐射区域，为人民群众提供更高效的健康服务保障。

建设紧密型医联体，促进高级专家下沉社区开展缓和医疗服务，提升基层医院的服务能力，使得缓和医疗患者逐渐分流到基层医院，显著降低患者的疾病负担。

二、智慧医疗模式在缓和医疗中的探索

（一）远程医疗模式

随着现代通信技术的发展，远程医疗在医疗资源相对不足的非中心地区开始得到应用。鉴于能够提供专业缓和医疗服务的医院数量有限，生命终末期患者往往面临转诊不及时的问题。同时，患者及其家属更倾向于在家中接受缓和医疗和照护服务，因此，远程医疗在缓和医疗领域的应用显得尤为重要。

为了深化医药卫生体制改革，满足当地缓和医疗的需求，一些大型医院在远程医疗应用方面取得了显著成效，如四川大学华西医院的远程医疗网络平台、解放军总医院的远程医疗网、广州中山大学附属第一医院的宽带远程医疗网、上海复旦大学医学院的远程会诊系统等。远程医疗模式对于合理分配缓和医疗资源、提升医疗服务质量、控制医疗费用上涨等方面具有积极作用。

（二）自动识别技术在缓和医疗中的应用

自动识别技术通过特定的识别设备，无需人工干预即可自动获取被识别物品的信息，并将其传输给计算机处理系统。这项技术能够自动采集数据、识别信息，并自动输入计算机，极大地提高了数据处理的效率和准确性。

射频识别（RFID）技术是自动识别技术中的一种非接触式技术，目前应用广泛。它通过空间电磁感应或电磁传播实现通信功能，完成能量和数据的传递，实现对目标的识别和跟踪。对于有行动能力的缓和医疗患者，RFID 技术能够实时定位患者位置，监测异常移动；对于无自主活动能力的患者，通过电子标签识别码，医护人员可以迅速获取患者的医疗信息。目前，无源型被动式电子标签因其体积小、重量轻、成本低、使用寿命长和信号干扰小等优点，在智慧医疗领域得到广泛应用。患者佩戴含有射频芯片的腕带，通过 RFID 技术实现自动监控管理。缓和医疗患者管控系统利用物联网、RFID 技术，结合 Wi-Fi、蓝牙传输和定位引擎算法，实现人员实时定位和管理。

（三）智能医用机器人

自 20 世纪中期以来，随着人工智能技术的成熟，智能机器人在医疗领域的应用也取得了跨时代的发展。在临床医疗和健康管理实践中，远程医疗机器人、康复护理机器人、微创手术机器人、智能假肢机器人等得到了较好的评价。针对缓和医疗的需求，以下简要介绍远程医疗机器人和康复护理机器人。

随着“互联网+”智慧医疗技术的发展，远程医疗机器人在缓和医疗患者管理、随访等方面展现出巨大潜力。在新医改政策的指导下，远程医疗机器人有助于医联体内优质资源的下沉，实现以患者为中心的医疗服务前移模式，提高下级医疗机构的会诊质量，满足患者的双向转诊需求。随着人口老龄化和慢性病、癌症患者数量的增加，康复护理机器人可以辅助患者进行规范的医疗服务操作，帮助患者在家中进行护理和生活照料。根据不同患者的需求，系统可以定制不同的编程和智能化功能。

参考文献

[1] 刘胜男，李文硕，秦源，等. 国外缓和医疗的政策经验及启示 [J]. 医学与哲学，2019，40 (12)：24—27.

[2] 林明华. 当前医改背景下缓和医疗制度研究 [J]. 厦门特区党校学报，2016 (2)：48—52.

[3] 姜珊，孙倩美. 浅谈在医学教学实践中开展缓和医疗 [J]. 中华医学杂志，2016，96 (28)：2212—2213.

[4] 王琳，侯莉. 美国缓和医疗现状研究 [J]. 实用老年医学，2018，32 (1)：7—10.

[5] 陈园，熊锋宝，李玉珠，等. 创新医院运营管理模式的实践探索 [J]. 中国医院管理，2011，31 (9)：69.

[6] 张鹭鹭，胡善联，魏颖，等. 区域内医院医疗资源配置效率研究 [J]. 中华医院管理杂志，2000，16 (5)：270—272.

[7] NOPPES F，SAVASKAN E，RIESE F. Compulsory psychiatric admission in a patient with metastatic breast cancer：from palliative care to assisted suicide [J]. Front Psychiatry，2020 (11)：454.

[8] BRAZIL K，GALWAY K，CARTER G，et al. Providing optimal palliative care for persons living with dementia：a comparison of physician perceptions in the Netherlands and the United Kingdom [J]. J Palliat Med，2017，20 (5)：473—477.